Lorena Loor
Virginia Pincay

**Biomassa e saúde**

**Lorena Loor**
**Virginia Pincay**

# Biomassa e saúde

## Intervenções de enfermagem em doentes com doenças respiratórias associadas ao fumo de biomassa

**ScienciaScripts**

This book is a translation from the original published under ISBN 978-613-9-43384-1.

Publisher:
Sciencia Scripts
is a trademark of
Dodo Books Indian Ocean Ltd. and OmniScriptum S.R.L publishing group

120 High Road, East Finchley, London, N2 9ED, United Kingdom
Str. Armeneasca 28/1, office 1, Chisinau MD-2012, Republic of Moldova, Europe
Printed at: see last page
ISBN: 978-620-8-12043-6

# LISTA DE CONTEÚDOS


RESUMO ...................................................................................................................................3

2. CONTEÚDO DO RELATÓRIO .................................................................................................4

2.1 Introdução do projeto de licenciatura..................................................................................4

2.2 Declaração do problema de investigação .............................................................................5

2.3 Formulação do problema......................................................................................................6

2.4 Definição do objeto de investigação ....................................................................................6

2.5 Objetivo geral.......................................................................................................................6

2.6 Objectivos específicos..........................................................................................................7

2.7 Domínio de ação ou de estudo .............................................................................................7

2.8 Pressupostos hipotéticos.......................................................................................................7

2.9 Justificação...........................................................................................................................8

2.10 Metodologia e métodos ......................................................................................................8

2.11 Métodos de investigação ..................................................................................................10

3. CAPÍTULO 1. ENQUADRAMENTO TEÓRICO ...................................................................11

3.1 Quadro teórico de referência Intervenções de enfermagem ..............................................11

3.2 Antecedentes do estado da arte ..........................................................................................16

3.3 Conclusões Capítulo 1........................................................................................................19

4. CAPÍTULO II. DIAGNÓSTICO ..............................................................................................21

4.2 Explicação e apresentação do diagnóstico .........................................................................21

4.2 Dados obtidos......................................................................................................................22

4.3 Conclusões do capítulo.......................................................................................................23

5. CAPÍTULO III. PROJECTO - PROPOSTA..............................................................................24

5.1 Conclusões do capítulo.......................................................................................................28

6. CAPÍTULO IV. VALIDAÇÃO DO PROJECTO/PROPOSTA .................................................29

6.1 Análise dos resultados........................................................................................................31

6.2 Discussão dos resultados ....................................................................................................37

6.3 Conclusões do capítulo.......................................................................................................38

7. CONCLUSÕES GERAIS .................................................................................... 39

8. RECOMENDAÇÕES ......................................................................................... 40

BIBLIOGRAFIA ................................................................................................... 41

ANEXOS ............................................................................................................... 48

**UNIVERSIDAD ESTATAL DEL SUR DE MANABÍ INSTITUTO DE PÓS-GRADUAÇÃO**

**MESTRADO EM GESTÃO DE CUIDADOS**


**Título:** Intervenções de enfermagem em doentes com doenças respiratórias associadas ao fumo de biomassa

**Autor:** Lcda Loor Alvarado Lorena María


**Tutor:** Lcda. Pincay Pin Virginia Esmeralda, Mg.


# RESUMO

As intervenções de enfermagem em doentes com doenças respiratórias associadas ao fumo de biomassa são essenciais para prestar cuidados abrangentes e promover a melhoria da saúde respiratória destas populações, centrando-se na avaliação e monitorização, educação e aconselhamento, gestão de sintomas e tratamento, promoção dadesão ao tratamento, apoio emocional e gestão do stress, e coordenação multidisciplinar de cuidados, visando melhorar a educação do doente paaprevenção. O principal **objetivo** desta investigação foi aplicar intervenções de enfermagem através da promoção e prevenção de doenças respiratórias associadas ao fumo de biomassa. Para tanto, foi aplicada uma **metodologia** descritiva e observacional, com abordagem quantitativa, não-experimental e longitudinal. Os **resultados** obtidos sugerem que antes das intervenções de enfermagem, o conhecimento sobre os perigos do fumo de biomassa nos pacientes era nulo, no entanto, após a aplicação das palestras ministradas aos utentes e o desenvolvimento do guia educativo, a compreensão dos participantes aumentou em grande medida. **Concluiu-se** que as actividades de enfermagem centradas na promoção e prevenção das doenças respiratórias associadas ao fumo de biomassa foram essenciais para a educação e colaboração multidisciplinar, o desenvolvimento do guia educativo influencia a mudança de comportamentos para práticas mais saudáveis e seguras em relação à exposição ao fumo de biomassa através da compreensão dos efeitos negativos para a saúde.

**Palavras-chave:** doenças respiratórias, biomassa, madeira, pessoal de enfermagem.

# 2. CONTEÚDO DO RELATÓRIO

## 2.1 Introdução do projeto de licenciatura

As doenças respiratórias afectam diretamente os pulmões e podem ter origem em causas pulmonares, cardiovasculares, emocionais e graves que põem em risco a vida. Algumas doenças, como a doença pulmonar obstrutiva crónica (DPOC), a asma e a bronquiolite, devem-se a factores de risco importantes associados ao tabagismo, à poluição do ar interior e exterior, a exposições profissionais e à pobreza(1).

O presente trabalho de investigação centra-se nas intervenções de enfermagem a doentes com doenças respiratórias associadas à inalação de fumos de biomassa, que é provocada pela exposição constante a partículas de fumo provenientes de biocombustíveis, causando problemas de saúde à população mundial, A maior incidência de doenças respiratórias é causada pelo fumo da lenha, do carvão e do tabaco, pois os compostos orgânicos mais nocivos encontram-se no interior das habitações devido à utilização de fogões a lenha, afectando crianças e idosos, o grupo etário mais vulnerável(2).

As pessoas que estão regularmente expostas ao fumo da biomassa, como as que vivem em zonas rurais onde é comum cozinhar e aquecer com este combustível, não estão conscientes desta questão e do risco mínimo de uma alergia desencadeada por este material, do risco acrescido de desenvolver complicações respiratórias e doenças como a bronquite crónica, a asma e a DPOC, tendo também sido associado a um risco acrescido de cancro do pulmão.

De acordo com a Organização Mundial de Saúde (OMS), a exposição à poluição atmosférica doméstica (HAP) resultante da queima de combustíveis de biomassa para cozinhar e aquecer é um importante problema de saúde pública, particularmente nos países de baixo e médio rendimento. Estima-se que o HAP seja responsável por cerca de 4 milhões de mortes por ano, principalmente devido a doenças respiratórias como a pneumonia e a doença pulmonar obstrutiva crónica (DPOC). O fumo produzido por estes combustíveis contém uma mistura complexa de poluentes nocivos, incluindo partículas finas (PM), monóxido de carbono (CO) e hidrocarbonetos aromáticos policíclicos (PAH)(3).

"De acordo com estudos realizados segundo a OMS em 2018, a poluição atmosférica doméstica causa doenças não transmissíveis que podem começar com doenças respiratórias agudas e ir até doenças crónicas, doenças cardiovasculares, acidentes vasculares cerebrais, doença pulmonar obstrutiva crónica (DPOC), cancro do pulmão, complicações causadas por material tóxico de fumo de biomassa" (4).

Na América Latina, de acordo com a Organização Mundial de Saúde (OMS), estima-se que a exposição à poluição atmosférica doméstica proveniente da queima de combustíveis de biomassa seja responsável por cerca de 40 000 mortes por ano. As crianças e as mulheres grávidas são especialmente vulneráveis aos efeitos nocivos do fumo da biomassa, que pode ter efeitos a longo prazo na saúde e no desenvolvimento respiratório (5).

No Equador, há uma população de 2.680 pessoas afectadas por doenças respiratórias agudas, das quais 1.395 são mulheres e 1.285 são homens, sendo que o maior número de casos ocorre nas províncias de Pichincha e Guayas (6). Esta incidência tem uma elevada taxa de recorrência, ocorrendo entre 4 a 6 vezes por ano nas zonas urbanas e 5 a 8 vezes nas zonas rurais. O facto de se viver em comunidades rurais na zona de Manabí indica que a acessibilidade a um centro de saúde para tratamento é mais difícil, especialmente para aqueles que vivem em zonas mais remotas (7).

As intervenções de enfermagem desempenham um papel vital na prevenção e gestão das doenças respiratórias associadas ao fumo de biomassa. Os enfermeiros podem dar formação aos doentes e às suas famílias, avaliar e monitorizar os sintomas, administrar medicamentos e prestar cuidados respiratórios para melhorar os resultados dos doentes.

Vários estudos sublinharam a importância das intervenções de enfermagem na gestão das doenças respiratórias associadas ao fumo de biomassa, tendo vários estudos concluído que as intervenções destinadas a reduzir a exposição ao fumo de biomassa podem ser eficazes na melhoria dos resultados de saúde respiratória. Outros autores sublinharam a importância de uma abordagem multidisciplinar para a gestão das doenças respiratórias associadas ao fumo de biomassa, com os enfermeiros a desempenharem um papel crucial na educação dos doentes e no apoio aos autocuidados (8).

Através da educação, avaliação, monitorização, administração de medicamentos e cuidados respiratórios, os enfermeiros podem ajudar a melhorar os resultados dos doentes e a reduzir o peso destas doenças.

Durante este tempo foram estudados e atendidos na freguesia de Noboa cerca de 100 doentes com mais de 18 anos de idade com afecções respiratórias, dos quais foram selecionados 30 casos através de uma amostragem não probabilística por conveniência, sendo necessário salientar que este problema surge devido ao aumento da utilização de lenha como combustível para cozinhar e queimar lixo, Para solucionar esse problema, o projeto de tese busca melhorar a saúde dos moradores através da implementação de intervenções de enfermagem e educação continuada sobre os danos causados pela exposição à fumaça de biomassa na saúde do indivíduo.


## 2.2 Declaração do problema de investigação

Hoje em dia, é frequente a exposição a fumos de biomassa provenientes da queima de diferentes elementos, como restos de culturas, fumo constante, queima de lixo no sector, utilização de lenha na cozinha, factores que provocam sérios riscos para a saúde do indivíduo, da família e da comunidade, bem como a passagem constante de veículos motorizados que aumentam a biomassa através dos fumos que emanam dos motores.

As doenças respiratórias relacionadas com a exposição ao fumo da biomassa constituem um importante problema de saúde pública em muitas partes do mundo, especialmente nas zonas rurais e nos países em desenvolvimento. Globalmente, de acordo com dados da OMS, mais de

3,8 milhões de pessoas morrem de doenças respiratórias atribuídas ao fumo da biomassa e à matéria orgânica como combustível para cozinhar, sendo que, estatisticamente, 27% destas mortes se devem a pneumonia infantil e adulta, 20% a DPOC e 8% a cancro do pulmão (9).

Atualmente, vários países em desenvolvimento da América Latina e das Caraíbas registam um crescimento acelerado e uma rápida urbanização, com taxas que atingem cerca de 80%, sendo o consumo de carvão/biomassa de apenas 16%, havendo ainda muitos países e zonas rurais que dependem fortemente da biomassa (10). Nas regiões da América Central, mais de 90 % dos agregados familiares rurais e cerca de metade dos agregados familiares urbanos continuam a depender da biomassa para cozinhar e para os fogões, o que aumenta a carga de poluentes no interior dos edifícios (11).

De acordo com as estatísticas do INEC no Equador, 11% dos agregados familiares nas zonas urbanas e 77% dos agregados familiares nas zonas rurais utilizam a madeira como combustível para cozinhar e aquecer as suas casas. A utilização da madeira como combustível é uma prática comum, especialmente nas zonas rurais dos países em desenvolvimento, mas também tem sido observada nos países desenvolvidos nas últimas décadas (12).

Na freguesia de Noboa, o aumento do uso de madeira como combustível para cozinhar e queimar lixo resultou em altos níveis de emissões de fumo, afectando negativamente a saúde respiratória dos residentes, e apesar dos esforços para reduzir exposição ao fumo, tem havido um sucesso limitado na mitigação dos impactos na saúde, A falta de conhecimento e de sensibilização dos residentes para os riscos da exposição ao fumo da biomassa é também um problema importante, a comunidade não dispõe da informação necessária para prevenir os perigos de contrair doenças respiratórias, devido ao défice de intervenção de enfermagem por falta de educação, estas doenças podem tornar-se crónicas.

Devido a todos estes factores que estão presentes nesta comunidade, foi necessário realizar este projeto de investigação para melhorar a situação atual.


## 2.3 Formulação do problema

Neste contexto, coloca-se a seguinte questão:

Como é que uma intervenção de enfermagem inadequada afecta os doentes com doenças respiratórias associadas ao fumo de biomassa?


## 2.4 Definição do objeto de investigação

Intervenção de enfermagem.


## 2.5 Objetivo geral

Aplicar intervenções de enfermagem em doentes com doenças respiratórias associadas ao fumo de biomassa.

## 2.6 Objectivos específicos

• Determinar o nível de conhecimento dos utilizadores sobre as doenças respiratórias associadas ao fumo da biomassa.

• Descrever as actividades de enfermagem através da promoção e prevenção das doenças respiratórias associadas ao fumo de biomassa.

• Definir os principais factores determinantes da saúde que influenciam as doenças respiratórias associadas ao fumo da biomassa.

• Conceber um guia educativo sobre as doenças respiratórias associadas ao fumo da biomassa.


## 2.7 Domínio de ação ou de estudo

Intervenções de enfermagem em doentes com doenças respiratórias.


## 2.8 Pressupostos hipotéticos

A eficácia das intervenções de enfermagem através da promoção e prevenção das doenças respiratórias associadas ao fumo de biomassa irá diminuir as complicações das doenças respiratórias e melhorar a qualidade de vida. A **variável independente** é definida como intervenções de enfermagem e a **variável dependente** como doenças respiratórias associadas ao fumo de biomassa.

### 2.8.1. Tarefa de investigação

• Para abordar e cumprir o primeiro objetivo, foram administrados dois inquéritos à população do estudo para avaliar o conhecimento dos pacientes sobre o fumo da biomassa e os seus efeitos nocivos para a saúde, as perguntas determinaram a importância de ter uma base sobre o assunto e para comparar o grau de conhecimento existente.

• Para cumprir este objetivo, foi perguntado aos utilizadores se os enfermeiros realizavam actividades de prevenção do risco de doenças respiratórias associadas ao fumo de biomassa, que forneciam recomendações baseadas em evidências e boas práticas a seguir pelos enfermeiros, promovendo uma abordagem normalizada e multidisciplinar dos cuidados prestados aos doentes.

• Para abordar e cumprir o terceiro objetivo, foi realizado um inquérito ao pessoal de enfermagem do Centro de Saúde de Noboa, onde foi abordado o objetivo do estudo, identificando os principais determinantes de saúde que contribuem para a progressão destas doenças.

• O quarto objetivo foi cumprido através do desenvolvimento do guia educativo destinado aos doentes afectados, crucial para promover cuidados normalizados, prevenir a progressão da doença, prestar cuidados eficazes e incentivar uma abordagem multidisciplinar dos cuidados aos doentes.

## 2.9 Justificação

As intervenções de enfermagem são concebidas para dar resposta às necessidades específicas de cada doente, muitas vezes adaptadas à idade, ao estado de saúde, ao contexto cultural e às preferências pessoais do doente. São utilizadas várias competências e técnicas para implementar estas intervenções, incluindo a avaliação, a comunicação, o pensamento crítico e a resolução de problemas. As intervenções de enfermagem eficazes podem ajudar a melhorar os resultados dos doentes, reduzir as complicações e as readmissões hospitalares e promover a saúde e o bem-estar geral.

Segundo o Instituto Nacional de Saúde Pública, há um total de 86.531 mortes atribuídas ao uso doméstico de combustíveis sólidos produzidas pela inalação de fumos de biomassa, o que se deve à falta de conhecimento sobre os factores que podem levar a doenças respiratórias, razão pela qual o indivíduo não toma as medidas preventivas corretas para evitar estas doenças (13).

Este trabalho é realizado com o objetivo de fornecer informações para o conhecimento das doenças respiratórias mais comuns produzidas pela inalação de fumaça de biomassa, ele também tenta detalhar o principal fator que causa isso na freguesia Noboa, a educação sobre a queima de biomassa servirá para pessoas, famílias e comunidades para melhorar seu estilo de vida, tanto a equipe de enfermagem para mais pesquisas e ações preventivas que promovem através da educação.

A investigação que se segue é viável porque tem a autorização do diretor distrital de saúde 13D04 24 de Mayo - Santa Ana - Olmedo. Este estudo é viável porque dispõe de recursos humanos, económicos, tecnológicos e bibliográficos, que demonstram a importância do tema, bem como de um inquérito para obter resultados precisos e recolher todos os dados necessários e indispensáveis à investigação.

O objetivo desta investigação é aplicar intervenções de enfermagem em doentes com doenças respiratórias associadas ao fumo de biomassa através da promoção e prevenção que beneficie doentes, famílias e comunidades da freguesia de Noboa ao receberem informação atempada necessária para reduzir o risco de adoecer ou complicar doenças respiratórias causadas pelo fumo de biomassa, fator que afecta negativamente a saúde das pessoas expostas e produzir mudanças positivas através das diferentes estratégias educativas aplicadas pela investigadora como beneficiária indireta.

## 2.10 Metodologia e métodos

**Tipo de estudo:** Trata-se de uma investigação descritiva e observacional com um desenho quantitativo.

**Descritivo:** porque se centra na descrição das intervenções de enfermagem em doentes com doenças respiratórias associadas ao fumo de biomassa numa área geográfica específica e durante um período de tempo específico (abril-junho de 2023).

**Observacional:** centra-se na observação das intervenções de enfermagem nestes doentes, observando e registando adicionalmente o que acontece na população sem manipular qualquer variável ou tratamento.

**Conceção do estudo:** Tem uma abordagem quantitativa, não-experimental e longitudinal.

**Quantitativa:** envolve a recolha de dados numéricos através da medição de variáveis quantitativas, com o objetivo de estabelecer relações causais entre variáveis.

**Não experimental:** revisão dos registos médicos, registos de enfermagem dos doentes, observação direta dos doentes e recolha de dados demográficos.

**Longitudinal:** implica a seleção de um grupo de pacientes, que são avaliados em diferentes momentos para medir a evolução dos seus conhecimentos.

**População:** 100 pacientes tratados por doenças respiratórias no Centro de Saúde Paroquial de Noboa.

**Amostra:** A amostra foi composta por 30 pacientes com diagnóstico de doenças respiratórias associadas à fumaça de biomassa, que foram selecionados por amostragem não probabilística de conveniência e por meio de atendimento médico verificado no sistema PRAS.

**Critérios de inclusão**

- Doentes com diagnóstico de doenças respiratórias associadas ao fumo de biomassa.

- Os pacientes que participam voluntariamente na investigação e assinam o formulário de consentimento informado.

**Critérios de exclusão**

- Pessoas que não desejam participar no estudo de investigação.

- Pessoas com doenças respiratórias associadas a outros factores.

**Ferramentas informáticas e pacotes estatísticos utilizados para o tratamento e análise dos dados obtidos.**

Foi efectuada uma revisão bibliográfica e documental sobre o tema em diferentes bases de dados médicas e páginas oficiais de organizações como: pubmed, Elsevier, Google académico, livros e relatórios.

Para a recolha dos primeiros dados foram utilizados os programas Microsoft Word e Excel 2020, e o tratamento foi efectuado com um programa estatístico (SPSS), que fornece informações relevantes para apoiar a investigação, os objectivos e os resultados obtidos.

**Procedimento:** O estudo baseia-se em determinar de que forma o uso da biomassa na freguesia de Noboa influencia a prática diária, devido a este fator que afecta negativamente a saúde dos habitantes devido à falta de conhecimento que existe na freguesia. Para cumprir os objectivos traçados, foi utilizado um estudo descritivo, observacional de desenho quantitativo e coorte longitudinal, através da aplicação de inquéritos dirigidos a pacientes com doenças respiratórias devido ao uso da biomassa, fator que influencia o objeto desta investigação, além de um guia de educação de enfermagem que ajuda a melhorar o estilo de vida e o conhecimento sobre o uso da biomassa.

**Considerações éticas**

**Seleção equitativa** dos sujeitos: Uma seleção equitativa dos sujeitos exige que seja a ciência, e não a vulnerabilidade ou o estigma social, a impotência ou factores não relacionados com o objetivo da investigação, a ditar quem é incluído como sujeito provável.

**Consentimento esclarecido:** O objetivo do consentimento esclarecido é garantir que os indivíduos só participam na investigação proposta quando esta é compatível com os seus valores, interesses e preferências; e que o fazem de livre vontade, com conhecimentos suficientes para decidirem de forma responsável sobre si próprios.

**Justiça**: Todos os enfermeiros do Centro de Saúde de Noboa têm a mesma probabilidade de participar no estudo e serão selecionados os que cumprirem os critérios de inclusão.


## 2.11 Métodos de investigação

Para chegar aos resultados deste estudo, foram aplicados métodos empíricos e estatísticos, tais como:

**Inquéritos**: questionários estruturados para recolher informações sobre a frequência dos sintomas respiratórios e outras variáveis relevantes.

**Entrevista**: A entrevista foi utilizada porque é um meio de recolha de dados para a investigação, o que a torna uma estratégia útil para o projeto.

**Registos médicos**: dados dos doentes que podem ser recolhidos a partir de registos médicos electrónicos, como o sistema PRAS.

**Revisão da literatura:** a elaboração do estado da arte exigirá investigação relacionada, teorias e dados estatísticos de artigos e explorações sistemáticas.

# 3. CAPÍTULO 1. ENQUADRAMENTO TEÓRICO

## 3.1 Quadro teórico de referência Intervenções de enfermagem

Os enfermeiros desempenham um papel fundamental no sistema de saúde e são essenciais para a prestação de serviços de saúde de elevada qualidade. É fundamental que as aptidões e competências dos enfermeiros sejam compatíveis com as exigências do serviço de saúde. A competência foi definida como uma combinação de conhecimentos, aptidões, atitudes e avaliações, e também foi descrita como a capacidade profissional para utilizar eficazmente uma combinação de conhecimentos, aptidões, qualidades pessoais e compreensão, não só em situações especializadas previsíveis, mas também em circunstâncias inesperadas e instáveis (14).

A prevalência global de doenças e problemas respiratórios está a aumentar, pelo que a investigação de novas técnicas de tratamento e prevenção é essencial.

Além disso, foi implementada uma estratégia de salvamento para tratar a síndrome de dificuldade respiratória aguda através da ventilação em decúbito ventral de doentes em estado crítico, embora esta técnica possa ter efeitos secundários negativos, como lesões cutâneas (15).

## O modelo de autocuidado de Orem

Os conhecimentos distintivos da enfermagem são aplicados num mundo cada vez mais complexo de práticas interprofissionais e interdisciplinares. Com a explosão de conhecimentos nas ciências de base, na tecnologia e noutras disciplinas dos cuidados de saúde, os futuros contributos teóricos da enfermagem devem incluir conceitos e resultados plenamente compreendidos e valorizados por todos os membros da equipa de cuidados de saúde (16).

## Autocuidado

A Organização Mundial de Saúde define o autocuidado como "a capacidade dos indivíduos, das famílias e das comunidades para promover a saúde, prevenir a doença, manter a saúde e lidar com a doença e a incapacidade, com ou sem o apoio de um prestador do sistema de cuidados de saúde" (Walker, 2020).

Recentemente, El-Ostra descreveu uma aceleração do interesse pelo autocuidado geral, principalmente para fazer face ao aumento dos custos dos cuidados de saúde e às exigências dos sistemas sociais e de saúde. A sua análise da literatura académica e leiga revelou 32 modelos, teorias e enquadramentos de autocuidado, e a colaboração internacional em teorias de autocuidado de médio alcance específicas das doenças crónicas tem aplicações impressionantes para a prática e a investigação em enfermagem (18).

## Cuidados centrados nas pessoas

A iniciativa global centrada nas pessoas fornece um quadro para capacitar e envolver as pessoas nos seus cuidados de saúde, a fim de melhorar a saúde e o bem-estar. Os elementos do movimento global centrado nas pessoas, como a capacitação das pessoas através da educação e dos cuidados pessoais, são congruentes com os pontos fortes do SCDNT de Orem e comprovam a sua relevância agora e na próxima década (19).

## O modelo de Orem em doentes com doenças respiratórias

O modelo de enfermagem de Orem, também conhecido como teoria do autocuidado de enfermagem, pode ser aplicado a doentes com problemas respiratórios. Este modelo realça a capacidade do doente para participar nos seus próprios cuidados e o papel do enfermeiro para o ajudar a alcançar os autocuidados (20).

De acordo com o modelo de Orem, as intervenções de enfermagem para doentes com problemas respiratórios devem centrar-se em três áreas.

### Requisitos de auto-cuidado

Estas são as acções que os doentes devem tomar para manter ou melhorar a sua função respiratória. As intervenções de enfermagem podem incluir o ensino aos doentes de técnicas de respiração adequadas, a utilização de medicamentos como broncodilatadores ou inaladores e a importância de evitar factores que possam exacerbar os sintomas respiratórios(21).

### Défices de auto-cuidado

Estas são as áreas em que os doentes precisam de assistência para realizar actividades de autocuidado relacionadas com os seus problemas respiratórios. As intervenções de enfermagem podem incluir a prestação de assistência nas actividades da vida diária, como tomar banho ou vestir-se, e a monitorização dos sinais vitais, como os níveis de saturação de oxigénio (21).

### Educação para o autocuidado

Envolve fornecer aos doentes os conhecimentos e as competências necessárias para realizarem actividades de autocuidado relacionadas com os seus problemas respiratórios. As intervenções de enfermagem podem incluir o ensino dos doentes sobre nutrição adequada, exercício físico e utilização de equipamento como botijas de oxigénio ou nebulizadores (21).

### Sistema respiratório

O sistema respiratório é constituído essencialmente por várias partes, entre as quais o nariz, a orofaringe, a laringe, a traqueia, os brônquios, os bronquíolos e os pulmões, que, por sua vez, estão divididos em lóbulos individuais e em mais de 300 milhões de alvéolos, sendo estes últimos essenciais para as trocas gasosas, a contração do músculo primário da respiração, o diafragma, é controlada pelas raízes nervosas de C3, C4 e C5, que o inervam através do nervo frénico, enquanto os músculos inspiratórios, como os músculos intercostais externos, são mais utilizados durante o exercício físico e em situações de dificuldade respiratória (22).

### Doenças respiratórias

Os pulmões também desempenham uma série de funções não respiratórias, como a proteção contra agentes infecciosos, a eliminação de resíduos e a produção de hormonas e outros produtos químicos importantes para o organismo. As doenças respiratórias podem ter várias causas, incluindo a exposição a substâncias tóxicas, acidentes e hábitos nocivos como o tabagismo. Factores genéticos e qualquer condição que afecte o desenvolvimento dos pulmões também podem contribuir para estas doenças (23).

As doenças respiratórias crónicas (DRC) são comuns em todo o mundo e devem-se principalmente a exposições ambientais, profissionais e comportamentais nocivas por inalação (24). Estas doenças incluem a doença pulmonar obstrutiva crónica (DPOC), a asma, as doenças pulmonares intersticiais, a sarcoidose pulmonar e as pneumoconioses, como a silicose e a asbestose, mas, apesar da sua prevalência, as DRC têm recebido menos atenção e financiamento da investigação do que outras doenças, como as doenças cardiovasculares, o cancro, o acidente vascular cerebral, a diabetes mellitus e a doença de Alzheimer (25).

**Factores de risco**

É importante referir que existem vários factores que podem induzir a presença ou o aparecimento de uma infeção no sistema respiratório, no entanto, a prevenção é a melhor medida que pode ser tomada para este problema mundial (26).

Os factores de risco são caraterísticas que podem influenciar a probabilidade de uma pessoa vir a sofrer acontecimentos negativos; no caso das doenças respiratórias, são considerados factores de risco:

- Consumo de tabaco e de álcool.

- Poluentes ambientais (queima de resíduos de culturas, resíduos sólidos e orgânicos).

- Estilo de vida geral de uma pessoa (presença de animais domésticos no agregado familiar e higiene no mesmo).

**Exposições ambientais:** A exposição à poluição atmosférica, ao fumo passivo, às poeiras e aos produtos químicos profissionais e a outros poluentes ambientais pode aumentar o risco de doenças respiratórias como a asma, a doença pulmonar obstrutiva crónica (DPOC) e o cancro do pulmão (27).

**Escolhas de estilo de vida:** o tabagismo, a vaporização e a exposição a aerossóis de cigarros electrónicos podem conduzir a doenças respiratórias como o cancro do pulmão, a DPOC e as infecções respiratórias (27)".

**Predisposições genéticas:** certas variantes genéticas foram associadas a uma maior suscetibilidade a doenças respiratórias como a asma, a fibrose quística e a fibrose pulmonar (27).

**Condições de saúde subjacentes:** As doenças crónicas, como as doenças cardíacas, a diabetes e a obesidade, têm sido associadas a um risco acrescido de doenças respiratórias, como a DPOC e a pneumonia (28).

**Fumo de biomassa**

O fumo da biomassa é o fumo produzido pela queima de materiais orgânicos, como a madeira, o carvão vegetal, os resíduos das colheitas e os dejectos animais, e constitui uma importante fonte de poluição atmosférica, especialmente nas zonas rurais onde a biomassa é habitualmente utilizada para cozinhar e aquecer.

Estudos demonstraram que o fumo da biomassa contém uma mistura complexa de gases e partículas, incluindo monóxido de carbono, óxidos de azoto, compostos orgânicos voláteis e partículas. Estes poluentes podem ter uma vasta gama de efeitos adversos para a saúde, incluindo problemas respiratórios, doenças cardiovasculares e cancro (29).

Embora o combustível de biomassa seja maioritariamente utilizado pelas mulheres nos países em desenvolvimento para cozinhar em casa, também é utilizado nos países desenvolvidos como a principal fonte de aquecimento por cerca de 5% dos agregados familiares na Austrália através da utilização de fogões a lenha, embora a combustão incompleta dos combustíveis de biomassa (BMF) para cozinhar e aquecer resulte principalmente napoluição doméstica do ar (HAP), também contribui significativamente parapoluição do ar ambiente (exterior) (AAP) e é responsável por cerca de 10-30% das partículas finas do ar ambiente (30).

**Componentes**

A composição química exacta dos fumos de biomassa depende do tipo de combustível, da temperatura de combustão, da utilização de uma fogueira ou de um incinerador de radicais livres e das condições locais. Os componentes da poluição atmosférica são misturas de partículas sólidas, líquidas e mistas suspensas no ar. Os componentes comuns das partículas incluem nitratos, sulfatos, HAP, endotoxinas e metais como o ferro, o cobre, o níquel, o zinco e o vanádio, Nos países de baixo e médio rendimento, os agregados familiares mal concebidos que utilizam bombas de combustível sem chaminés ou exaustores para remover o fumo da sala de estar são frequentemente afectados pelos efeitos adversos dos HAP na saúde devido à falta de ventilação (31).

**Efeitos na saúde**

A exposição ao fumo da madeira/biomassa (WBSPM) pode exacerbar doenças respiratórias pré-existentes, como a asma e a doença pulmonar obstrutiva crónica (DPOC), bem como aumentar as taxas de infecções respiratórias e de hospitalização devido a complicações respiratórias, e estima-se que 3 a 4 milhões de mortes por ano sejam atribuíveis à exposição aos subprodutos tóxicos da combustão da madeira e da biomassa, havendo inúmeros outros efeitos menores que não são reconhecidos (31).

A infeção aguda do trato respiratório inferior é um dos principais factores que contribuem para o peso global da doença e é também a causa mais comum de morbilidade e mortalidade, especialmente em crianças com menos de cinco anos de idade. Quase todo este fardo ocorre nos países em desenvolvimento, onde as infecções do trato respiratório inferior são a principal fonte de energia doméstica (32).

**Reconhecimento biológico e toxicologia da exposição à biomassa**

A inalação de fumo de biomassa provoca inflamação e danos nos pulmões, mas ainda não se sabe muito sobre a forma como afecta negativamente os pulmões e a saúde em geral. A toxicidade pulmonar comum resultante da exposição à biomassa e a outras formas de partículas (PM) deve-se à capacidade de (1) causar stress oxidativo através da produção de espécies reactivas de oxigénio, quer diretamente, quer através da ativação enzimática de substâncias químicas contidas nas PM; (2) esgotar os antioxidantes; (3) modificar macromoléculas importantes como os lípidos, as proteínas e o ADN através de processos oxidativos e não oxidativos e por modificação covalente por substâncias químicas electrofílicas presentes no interior ou à superfície do MP; e (4) ativar moléculas reguladoras como os hidrocarbonetos arilo (AhR) ou os receptores de sequestro do sistema imunitário inato. No entanto, é importante notar que têm efeitos diferentes nas células e tecidos pulmonares, bem como na saúde humana (33).

**Doenças respiratórias relacionadas com o fumo da biomassa**

Foi identificado que, entre os mais de 200 componentes presentes no fumo da biomassa, alguns dos mais perigosos são o monóxido de carbono, os dióxidos de azoto, os óxidos de enxofre, o formaldeído e a matéria orgânica policíclica. Por conseguinte, foi reconhecido que a queima de combustíveis de biomassa pode aumentar o risco de doenças respiratórias como a bronquite crónica e a DPOC, a asma, o cancro do pulmão, a fibrose pulmonar e a tuberculose (30).

**DPOC:** Na maioria das sociedades, as mulheres desempenham frequentemente um papel fundamental na preparação dos alimentos em casa, enquanto os homens estão a trabalhar ou fora de casa. Globalmente, estima-se que quase 50% das mortes por DPOC nos países em desenvolvimento possam estar relacionadas com a exposição à biomassa, sendo que cerca de 75% destas mortes ocorrem em mulheres, Os dados disponíveis sugerem que a DPOC é a doença mais frequentemente associada a esta exposição, e vários estudos concluíram que as mulheres expostas ao fumo dos cozinhados têm três vezes mais probabilidades de desenvolver DPOC sob a forma de bronquite crónica do que as que cozinham com combustíveis mais limpos, como a eletricidade ou o gás (34).

A DPOC afecta um em cada dez adultos em todo o mundo e está entre as três principais causas de morte a nível mundial. Em 2019, a doença foi responsável pela morte de 3,22 milhões de indivíduos e registou-se um aumento de 17,5 % no número de óbitos, sendo as regiões com maior carga de mortalidade por DPOC a América Latina, a África subsariana, a Índia, a China e o Sudeste Asiático, de acordo com o estudo Global Burden of Disease, a DPOC afetou cerca de 104,7 milhões de homens e 69,7 milhões de mulheres em todo o mundo na última década (35).

Asma: A asma é uma doença respiratória não contagiosa caracterizada por uma inflamação crónica das vias respiratórias que provoca sintomas como pieira, aperto no peito e tosse. Em 2018, aproximadamente 400.000 pessoas morreram de asma em todo o mundo. Embora tenham sido efectuados numerosos estudos sobre a relação entre a exposição à biomassa e a DPOC, existem poucos dados disponíveis sobre a associação entre a exposição à biomassa e a asma. Embora os resultados da investigação tenham sido contraditórios quanto à relação entre a exposição à biomassa e a asma, estão agora a surgir provas que sugerem que a exposição à biomassa pode estar relacionada com o risco, a prevalência ou a incidência de asma (36).

**Cancro do pulmão:** O cancro do pulmão é a principal causa de morte relacionada com o cancro em países desenvolvidos como a América do Norte. As estatísticas mostram que, no Canadá, por exemplo, morrem mais pessoas de cancro do pulmão do que de cancro colorrectal, pancreático e da mama juntos. Até 2020, prevê-se que cerca de 30 000 canadianos sejam diagnosticados com cancro do pulmão e que ocorram cerca de 21 000 mortes relacionadas com o cancro do pulmão. A nível mundial, prevê-se que a incidência do cancro duplique até 2050, estando o cancro do pulmão no topo da lista (37).

**Outras doenças respiratórias:** A exposição ao FBM está associada a uma doença pulmonar intersticial conhecida como "shack lung". Esta doença caracteriza-se pela acumulação de carbono, manchas de poeira e fibrose mista de poeira e tem sido observada principalmente em mulheres expostas cronicamente a níveis elevados de fumo de biomassa em ambientes fechados nos países em desenvolvimento. A antracofibrose brônquica também foi relatada em mulheres idosas que trabalharam longas horas em cozinhas mal ventiladas e com fumo, devido à combustão incompleta do BMF (38).


### 3.2 Fundamentação do estado da arte

### 3.2.1 Antecedentes das intervenções de enfermagem em doentes com doenças respiratórias

Em 2018, numa meta-análise realizada por Sana et al. (39) com o objetivo dedestacar a relação entre a DPOC e a utilização de combustível doméstico de biomassa nas mulheres, com conclusões de que a exposição ao fumo de biomassa está associada à DPOC nas mulheres, deve ser dada mais atenção à energia para cozinhar e aos fogões melhorados, tendo em conta o fardo enfrentado principalmente pelas mulheres em relação aos combustíveis tradicionais, como a biomassa e a utilização de fogões tradicionais, particularmente nas zonas rurais.

Num estudo transversal realizado por Molla et al. (40) na Etiópia, durante o ano de 2020, numa população de 5830 indivíduos, os autores determinaram que as doenças respiratórias presentes neste grupo estavam relacionadas com a utilização de combustível de biomassa, como o estrume de vaca, a presença de eventos de combustão, o tempo passado perto do fogão durante a cozedura e a cozedura frequente a carvão, e mostraram que as intervenções de enfermagem reduziram as condições respiratórias devidas à exposição aos HAP, melhorando a ventilação, as mudanças comportamentais no manuseamento das crianças e os padrões de cozedura.

Nagourney, E et al. (41), em 2020, realizaram uma investigação qualitativa, com o objetivo de caraterizar as representações da doença no que respeita à DPOC numa comunidade rural, o que resultou em intervenções que devem promover a auto-eficácia e a capacitação, fornecendo ferramentas para melhorar a autogestão e melhorar as ligações entre as pessoas e o sistema de saúde; o reforço dos sistemas de saúde e o investimento contínuo para melhorar o acesso ao tratamento são essenciais; a autogestão a nível do agregado familiar e da comunidade não pode ser alcançada no vazio.

Ken Lee et al. (42), numa revisão sistemática realizada no Reino Unido em 2020 para estimar o peso regional das doenças respiratórias causadas pela exposição à biomassa, concluíram que as pessoas cronicamente expostas a combustíveis sólidos em casa correm um risco acrescido de desenvolver DPOC, acrescentando que as pessoas cronicamente expostas ao fumo da biomassa correm também um risco elevado de bronquite crónica e sugerem que as intervenções de enfermagem e, por conseguinte, as estratégias integradas urgentes de saúde e energia devem ser reforçadas para reduzir o impacto adverso na saúde da poluição atmosférica doméstica.

Fletcher et al (43), em 2020, numa investigação sistemática, com o objetivo de identificar os factores que, segundo os peritos, permitem a prestação de cuidados de asma de elevada qualidade, determinaram que as intervenções de enfermagem holísticas bem apoiadas, que envolvem todo o sistema de cuidados de saúde e incluem a voz do doente, parecem proporcionar os melhores resultados, acrescentando que, se se pretende obter melhorias substanciais na gestão da asma nos cuidados primários a nível mundial, as combinações de intervenções parecem ser as mais eficazes.

Valdres et al. (44) durante 2020 numa investigação realizada em Espanha, com oobjetivo de que um plano de enfermagem utilizado em doentes com cancro do pulmão possa melhorar a qualidade de vida dos doentes deu como resultado que a enfermagem desempenha um papel crucial em todas as fases do processo oncológico e, especialmente, na fase final da doença, o trabalho centra-se na prestação de cuidados integrais e de alta qualidade que garantam o bem-estar e o conforto do doente e do seu ambiente próximo, cujas intervenções se centram na preservação da privacidade e tranquilidade do doente para garantir o seu conforto.

Slang et al. (45), na sua revisão da literatura realizada durante 2020 na Noruega, tiveram como objetivo identificar e avaliar a base de provas para intervenções não farmacológicas ou não técnicas para dificuldades respiratórias e propor intervenções que necessitam de mais investigação. Verificaram que as intervenções utilizadas para ajudar os doentes com dificuldades respiratórias internados em UCI revelaram efeitos benéficos, tendo algumas intervenções revelado também efeitos não respiratórios, como a redução da ansiedade e da dor, que, por sua vez, podem contribuir para efeitos respiratórios positivos.

Sun et al. (46), em 2021, realizaram uma investigação descritiva em 157 idosna China, com o objetivo de determinar o efeito do aconselhamento relacionado com a respiração e da enfermagem na função respiratória. Os investigadores concluíram que, para os doentes idosos com DPOC, o aconselhamento relacionado com a respiração e as intervenções de enfermagem podem melhorar a função pulmonar e a função respiratória, aliviar a dispneia e o distúrbio do sono e melhorar a capacidade de vida diária, a qualidade de vida e a satisfação com a enfermagem.

Sun et al. (47), durante 2021, num estudo descritivo de 120 doentes e com o objetivo de investigar o impacto do esquema de enfermagem exclusivo para a asma no efeito do tratamento dos doentes com asma, determinaram que, com a ajuda de um esquema de enfermagem exclusivo para a asma, os doentes com asma podem ser optimizados de forma segura e substancial e a sua capacidade melhorada, o que tem um elevado valor de aplicação na prática clínica.

Num outro estudo de caso-controlo realizado por Li Jing et al. (48) em 2022 na China, em 96 doentes de medicina respiratória, com o objetivo de analisar a eficácia clínica da implementação de intervenções de enfermagem, os investigadores verificaram e concluíram que intervenções de enfermagem de qualidade para a implementação de cuidados convencionais para doentes com doenças respiratórias podem melhorar os sintomas clínicos dos doentes, acelerar a sua recuperação clínica, melhorar e reforçar o prognóstico e melhorar ainda mais os resultados clínicos.

Leonardsen et al. (49), em 2022, realizaram um estudo descritivo e exploratório na Noruega com o objetivo de explorar as perspectivas e estratégias dos enfermeiros em doentes com insuficiência respiratória, tendo concluído que as competências relacionadas com a observação, avaliação e intervenções são essenciais e que as estratégias de enfermagem incluíam um equilíbrio entre as intervenções de enfermagem, o tratamento médico e uma abordagem holística das necessidades dos doentes.

Zhang et al. (50) realizaram uma investigação caso-controlo em 2022, com o objetivo de investigar a eficácia dos cuidados de enfermagem de alta qualidade em doentes com exacerbação aguda da doença pulmonar obstrutiva crónica, tendo-se verificado que a intervenção de enfermagem de alta qualidade tem um bom efeito terapêutico na exacerbação aguda da DPOC complicada com insuficiência respiratória e acrescentaram que a criação de uma equipa de enfermagem de alta qualidade, a implementação de uma enfermagem de segurança leva a melhorar o efeito do tratamento.

Num estudo de caso realizado por Hernández et al. (51) durante 2022 no Peru, com o objetivo de melhorar as condições respiratórias dos doentes através da aplicação de cuidados de enfermagem, verificou-se que o processo de cuidados de enfermagem foi executado através da realização de um plano de cuidados de enfermagem utilizando a trilogia NANDA-NOC-NIC, escolhendo intervenções adequadas de acordo com os problemas e/ou diagnósticos de enfermagem priorizados com as actividades propostas com base na identificação das respostas humanas.

Rowntree, A et al. (52), num estudo de 2022 realizado na Austrália com o objetivo de determinar a eficácia das intervenções de cuidados para os doentes com cancro do pulmão, concluíram que as intervenções melhoram os resultados de alguns doentes com cancro do pulmão e indicam que o efeito destas intervenções parece ser mais relevante na fase inicial do cancro do pulmão de células não pequenas.

Leng, S et al. (53), num estudo de 2022 realizado no Novo México para delinear o impacto da exposição ao fumo de madeira na saúde pulmonar e na mortalidade em adultos com 40 anos ou mais que alguma vez fumaram, concluíram que a exposição ao fumo de madeira aumentava o risco de incidência de cancro do pulmão e de morte por todas as causas, doenças cardiopulmonares e cancros em >50% e encurtava o tempo de vida em 3,5 anos e concluíram que a exposição ao fumo de madeira era um fator etiológico independente para o desenvolvimento de DPOC através do declínio acelerado da saúde pulmonar e da mortalidade. A exposição a WS é um fator etiológico independente para o desenvolvimento de DPOC através do declínio acelerado da função pulmonar num padrão obstrutivo.

Num outro estudo realizado por Garg, A et al. (54) sobre os efeitos adversos da exposição ao combustível de biomassa sólida nas funções pulmonares, o objetivo era avaliar o efeito da exposição ao combustível de biomassa sólida nas funções pulmonares da população feminina não fumadora e verificaram que a exposição cumulativa ao combustível de biomassa sólida é diretamente proporcional à gravidade da insuficiência pulmonar, bem como à gravidade dos sintomas.

Xin et al. (55), num estudo realizado durante 2022 na China e destinado a explorar os cuidados de enfermagem perioperatórios de doentes com cancro do pulmão submetidos a pneumonectomia total e a promover a sua reabilitação, determinaram que os enfermeiros devem prestar mais atenção aos seus cuidados e enriquecer a experiência de enfermagem relevante, podendo melhorar o processo de enfermagem perioperatório da pneumonectomia total para doentes com cancro do pulmão e centrar-se na gestão pré-operatória das vias aéreas.

Pathirathna, M et al. (56), num estudo realizado durante 2022 no Sri Lanka para examinar a relação entre a exposição ao fumo de combustíveis de biomassa em mulheres não grávidas em idade reprodutiva no Sri Lanka, descobriram que o fumo da madeira contém vários poluentes, incluindo o CO, que tem o potencial de causar inflamação sistémica e contribui para as doenças respiratórias.

Shilenje et al. (57), num estudo de 2022 realizado no Quénia com o objetivo de documentar a situação da utilização de combustível de biomassa no Quénia, centrando-se nos seus efeitos e consequências, concluíram que a utilização de BMF é elevada, especialmente nas zonas rurais e nos aglomerados urbanos informais, e que cozinhar com BMF expõe as mulheres e as crianças pequenas a condições nocivas do ar interior, acrescentando que a sensibilização para a utilização de combustível de biomassa entre os pobres constitui um esforço para minimizar a utilização de biomassa, a exposição e os impactos associados.


### 3.3 Conclusões Capítulo 1

Os enfermeiros desempenham um papel importante na prevenção, deteção precoce e tratamento destas doenças, educando os doentes e as suas famílias sobre os efeitos nocivos da exposição ao fumo da biomassa, incentivando a cessação tabágica e promovendo estilos de vida saudáveis.

De um modo geral, as intervenções de enfermagem podem melhorar a qualidade de vida dos doentes com doenças respiratórias associadas à exposição ao fumo de biomassa, respondendo às suas necessidades físicas e psicológicas, promovendo os autocuidados e capacitando-os para assumirem um papel ativo nos seus cuidados, pelo que os enfermeiros devem ser parte integrante da equipa multidisciplinar envolvida nos cuidados a estes doentes.

As intervenções de enfermagem baseadas na teoria do défice de autocuidado de Orem podem ajudar os doentes com doenças respiratórias associadas à exposição ao fumo de biomassa a manter a sua independência, a melhorar a sua qualidade de vida e a obter resultados de saúde óptimos.

# 4. CAPÍTULO II. DIAGNÓSTICO

**4.2 Explicação e apresentação do diagnóstico**

Esta investigação foi realizada no Centro de Saúde Paroquial de Noboa, no cantão de 24 de Mayo, na província de Manabí. A população de estudo utilizada para o desenvolvimento da presente análise corresponde aos pacientes com doenças respiratórias causadas pela exposição contínua ao fumo da biomassa, que são atendidos regularmente neste centro de saúde.

**Contexto da investigação**

Segundo os historiadores, antigamente a freguesia chamava-se "Guineal" devido à presença de vastas plantações de bananas selvagens. Este facto levou os habitantes locais a identificarem o lugar como Guineal. No entanto, argumenta-se que o termo deriva das palavras gregas "Gui", que significa "guineo", e "Neal", que significa "plantação", e que quando unidas formam "plantação de guineo". Posteriormente, a Junta de Jipijapa tomou a decisão de elevar o estatuto da aldeia de Guineal a freguesia através de uma portaria. Atualmente, esta freguesia é conhecida como Noboa, em homenagem aos serviços prestados pelo Sr. Diego Noboa em 1822.

O estudo foi realizado no Centro de Saúde Paroquial de Noboa, uma localidade situada no cantão de 24 de Mayo, na província de Manabí, Equador, e decorreu entre abril e junho de 2023. Para chegar aos pacientes, foi obtido acesso aos seus registos médicos e, em seguida, para realizar o inquérito, foi utilizado o consentimento informado para a utilização das informações fornecidas.

**Casos, universo e amostra**

O Centro de Saúde de Noboa tem capacidade para atender até 10.000 habitantes, o universo é constituído por um registo de 1.500 pessoas com diversas doenças que são atendidas no centro de saúde. A amostra final que participa neste estudo corresponde a 30 doentes entre os 18 e os 75 anos de idade com doenças respiratórias associadas ao fumo de biomassa, geralmente provenientes de zonas limítrofes, que foram escolhidos e identificados através da avaliação da história clínica fornecida pelo diretor do Centro de Saúde.

**Conceção**

Este estudo tem um desenho quantitativo, não-experimental e longitudinal. Foi desenvolvido um guia educativo e foram realizadas palestras educativas após o diagnóstico, com o objetivo de educar os doentes sobre os perigos do fumo da biomassa.

**Procedimento**

Para a realização desta investigação, foram investigados os casos registados e para os quais existia história clínica, foram selecionados os participantes que quiseram participar e se dispuseram a fornecer informações, a amostra foi constituída por 30 pessoas, especialmente doentes localizados em zonas pertencentes à freguesia, para o inquérito foram utilizados materiais como papel e lápis, cada contribuinte foi visitado nas suas respectivas casas onde foi realizada a entrevista e preenchido o inquérito, identificando que todas as casas utilizavam lenha, carvão e queimavam constantemente lixo.

**Descrição pormenorizada**

Primeiramente, procedeu-se a uma conversa com a diretora do Centro de Saúde Paroquial de Noboa para se ter acesso aos registos e histórias clínicas dos doentes com doenças respiratórias. Após uma avaliação exaustiva, cada doente foi entrevistado para se perguntar se estaria disposto a participar no estudo, tendo-se obtido várias respostas afirmativas, indicando assim que 30 dos 100 doentes participariam na investigação.

Posteriormente, foi realizado o primeiro inquérito junto dos utentes para determinar os seus conhecimentos sobre as doenças respiratórias provocadas pelo fumo da biomassa, que foi realizado durante o mês de abril de 2023, para a recolha de dados foram utilizados inquéritos junto dos participantes, que tinham 11 questões que avaliavam os seus conhecimentos, Este processo durou cerca de uma semana, uma vez que os pacientes viviam em diferentes sectores da freguesia. Uma vez recolhida a informação, esta foi processada através de um programa estatístico chamado SPSS 25, que foi utilizado para obter respostas e determinou que o nível de compreensão do fumo de biomassa entre os habitantes era nulo.

**Materiais utilizados**

Foi utilizado um conjunto de materiais tradicionais e digitais para realizar um levantamento das intervenções de enfermagem em doentes com doenças respiratórias associadas ao fumo de biomassa:

- **Questionário impresso:** contém as perguntas relevantes sobre intervenções de enfermagem em doenças respiratórias associadas ao fumo de biomassa, incluindo perguntas fechadas para recolher informações qualitativas.

- **Consentimento informado:** explica o objetivo do inquérito, a forma como os dados são utilizados e a confidencialidade das informações recolhidas; os participantes leram e assinaram este formulário antes de participarem no inquérito.

- **Material educativo:** Foi elaborado um guia educativo sobre as doenças respiratórias associadas ao fumo de biomassa e as intervenções de enfermagem recomendadas.

**4.2 Dados obtidos**

De acordo com os resultados obtidos para a elaboração da pesquisa em questão, foram obtidos os seguintes resultados:

Numa primeira fase, os objectivos foram respondidos através de um inquérito dirigido aos participantes; verificou-se que 100% dos pacientes inquiridos indicaram não saber o que é o fumo de biomassa. O inquérito descreveu que o pessoal de enfermagem não realiza qualquer tipo de atividade preventiva ou promocional sobre as doenças respiratórias associadas ao fumo de biomassa dirigida aos pacientes afectados ou à população de risco.

A exposição ao fumo foi identificada por 46,7% dos doentes como um dos principais factores, seguida do baixo estatuto socioeconómico (20%), depois da falta de conhecimentos sobre o perigo (16,7%) e, por último, do fraco acesso aos serviços de saúde (16,7%).

De acordo com os dados obtidos a partir do inquérito de perguntas abertas ao pessoal de enfermagem, determinou-se que 100% têm critérios semelhantes, na primeira pergunta o total respondeu que têm um horário mensal, na pergunta dois o pessoal referiu que são realizadas conversas semanais, na pergunta 3 os 6 licenciados entrevistados concordam que os doentes saberão mais sobre a sua doença.

A pergunta 4 também concorda que as palestras educativas ajudam em grande medida a melhorar os resultados dos doentes. Na pergunta 5, que corresponde aos principais desafios, responderam que a utilização de linguagem científica é a situação mais comum e, por último, na pergunta 6, de acordo com as respostas dadas pelo pessoal de enfermagem, concordam que é necessário e que os doentes estão conscientes do seu trabalho.


### 4.3 Conclusões do capítulo

A exposição ao fumo de biomassa é o principal fator de risco para as doenças respiratórias, as pessoas com exposição ao fumo de biomassa ao longo da vida têm um risco elevado de desenvolver DPOC, as mulheres com mais de 30 anos que desempenham predominantemente tarefas domésticas em zonas rurais têm um risco relativo mais elevado de DPOC, o conhecimento dos doentes sobre esta patologia foi nulo na amostra estudada.

As actividades de enfermagem são necessárias, uma vez que devem avaliar o historial de exposição do doente ao fumo da biomassa, incluindo o tipo de combustível utilizado para cozinhar e aquecer, a duração e a frequência da exposição, analisar os sintomas respiratórios do doente, como tosse, pieira e falta de ar.

# 5. CAPÍTULO III. PROJECTO - PROPOSTA

**Guia educativo "Doenças respiratórias provocadas pelo fumo da biomassa" e palestra para utentes do Centro de Saúde de Noboa".**

As doenças respiratórias resultantes da inalação de fumo de biomassa podem ter consequências graves para a qualidade de vida das pessoas. Desde condições agudas, como a bronquite e a pneumonia, a doenças crónicas, como a doença pulmonar obstrutiva crónica (DPOC), estas doenças podem causar sintomas desconfortáveis, dificuldades respiratórias e até levar à morte.

Dado o reconhecimento da importância da prevenção e controlo destas doenças, foi elaborada uma proposta de implementação de um guia educativo e de palestras informativas dirigidas a todos os utentes do Centro de Saúde "Noboa". O principal objetivo desta iniciativa é fornecer informação detalhada sobre as doenças respiratórias relacionadas com o fumo da biomassa, incluindo a sua prevenção, sintomas e tratamentos disponíveis.

O guia educativo foi concebido para fornecer material abrangente e acessível, abordando tudo, desde os efeitos nocivos do fumo da biomassa até conselhos práticos sobre como reduzir a exposição e melhorar a qualidade do ar em casa. Além disso, as palestras oferecerão a oportunidade de interagir diretamente com profissionais de saúde, que estarão disponíveis para responder a perguntas e fornecer orientações personalizadas.

## Contexto

A proposta centra-se especificamente nas doenças respiratórias causadas pela exposição ao fumo de biomassa proveniente da queima de madeira, carvão vegetal e outros combustíveis sólidos em espaços fechados. A população de utentes do Centro de Saúde "Noboa" será o grupo-alvo do guia educativo e das palestras informativas.

O guia educativo e as palestras informativas foram concebidos para abordar os principais aspectos destas doenças, incluindo a sua prevenção, sintomas e tratamentos disponíveis. Além disso, são fornecidas informações sobre a forma de reduzir a exposição ao fumo da biomassa e melhorar a qualidade do ar nas habitações.

Centrando-se nos utentes do Centro de Saúde "Noboa", pretende-se fornecer informação relevante, adaptada às necessidades da comunidade local, com o objetivo de melhorar a sensibilização e promover práticas saudáveis em relação às doenças respiratórias causadas pelo fumo da biomassa.

## Análise setorial

As doenças respiratórias causadas pelo fumo da biomassa entre os utentes do Centro de Saúde "Noboa" podem ter consequências negativas em termos de sensibilização, procura de cuidados médicos atempados, prevenção de complicações e qualidade de vida, pelo que é essencial colmatar esta lacuna de conhecimento através de iniciativas educativas para promover a saúde respiratória e melhorar o bem-estar dos utentes.

O uso de fumos de biomassa na freguesia de Noboa é muito comum, pois a maioria das famílias residentes na freguesia e nos sectores vizinhos que são atendidos no Centro de Saúde tendem a utilizá-los para actividades diárias como cozinhar, queimar matéria orgânica nos terrenos para plantação e fazer adubos orgânicos, usar carvão para assar carne e outros alimentos, mas não têm em conta que o uso habitual deste deixa consequências nefastas para a saúde e para o desenvolvimento de doenças respiratórias graves.

As doenças respiratórias causadas pelo fumo da biomassa têm frequentemente impactos negativos nas populações rurais devido à disponibilidade limitada de combustíveis limpos, às condições de habitação desfavoráveis, à falta de sensibilização e educação, à escassez de serviços de saúde e ao impacto na qualidade de vida e na produtividade. É essencial aplicar medidas de prevenção, sensibilização e acesso a cuidados de saúde adequados para abordar estes aspectos negativos e proteger a saúde respiratória dos habitantes das zonas rurais.

Dada a natureza e as circunstâncias do projeto, são propostas estratégias para atingir os objectivos e responder à proposta sugerida, propondo-se as seguintes práticas

- Realizar uma avaliação dos conhecimentos dos utilizadores, através de inquéritos.

- Implementar estratégias de educação, como palestras, para educar os pacientes.

- Inquéritos dirigidos ao pessoal de enfermagem para verificar as estratégias de enfermagem aplicadas aos utentes com doenças respiratórias.

**Análise SWOT**



**Métodos de aplicação**

**Meios materiais e imateriais: Materiais:**

- Computadores

- Software de análise de dados

- Gestor bibliográfico

- Ferramentas de visualização para análise e apresentação de dados

**Meios imateriais**

- Fundos e recursos financeiros

- Acesso à literatura científica

- Colaborações com outros investigadores

**Procedimento**

Os procedimentos organizacionais levados a cabo para implementar a proposta incluíram as seguintes acções:

1. Os objectivos foram identificados, estabelecidos e especificados a fim de proporcionar uma educação preventiva e promover a deteção precoce dos sintomas nos doentes.

2. Em seguida, avaliaram 30 registos médicos e identificaram as necessidades da

população-alvo para determinar os casos de doenças respiratórias relacionadas com o fumo da biomassa.

3. Uma vez estabelecida a amostra da investigação, foi realizado um inquérito aos doentes para avaliar os seus conhecimentos sobre o fumo da biomassa e as doenças respiratórias.

4. Por conseguinte, foi analisado um inquérito ao pessoal de enfermagem e as intervenções aplicadas no Centro de Saúde.

5. Uma vez identificado o problema das doenças respiratórias causadas pelo fumo da biomassa, verificou-se que o conhecimento dos utilizadores era nulo.

6. Assim, foi desenvolvido um guia educativo sobre as doenças respiratórias causadas pelo fumo da biomassa, incluindo imagens e logótipos relacionados com o tema, de forma a tornar o material didático mais dinâmico e compreensível para os pacientes do Centro de Saúde.

7. Por último, foi realizado um inquérito aos doentes para reavaliar os seus conhecimentos sobre as doenças respiratórias causadas pelo fumo da biomassa.

**Calendário de execução**

| Actividades/Mêses | 2023 | | | | | |
|---|---|---|---|---|---|---|
| | janeiro | fevereiro | março | abril | maio | junho |
| Definição dos objectivos | ▓ | | | | | |
| Avaliação dos registos médicos e determinação da população do estudo | | ▓ | | | | |
| Determinação da amostra | | | ▓ | | | |
| Inquérito sobre os conhecimentos dos doentes | | | ▓ | ▓ | | |
| Inquérito ao pessoal de enfermagem | | | | ▓ | | |
| Definição de conhecimento | | | | ▓ | | |
| Elaboração de um guia pedagógico | | | | ▓ | ▓ | |
| Realização de palestras educativas | | | | | ▓ | |
| Segundo inquérito de diagnóstico aos utilizadores | | | | | | ▓ |

**Sustentabilidade económica e financeira**

Esta investigação é economicamente sustentável, sendo as despesas suportadas pelo investigador.

| Detalhes | Quantidade | P. unitário | P. total |
|---|---|---|---|
| Esferas | 5 | 0,25 | 1,25 |
| Resma de papel | 5 | | |
| Projeto | | 0,25 | 1,50 |
| Cadernos de notas | | 0,5 | |
| Impressões digitais | 500 | 0,03 | |
| Memória flash | 1 | 5 | 5 |
| Computador portátil | 1 | | |
| Mobilizações | | | |
| Textos | 1 | 45 | 45 |
| Anelada | 30 | 1 | 30 |
| Refrescos para a formação | 150 | 1 | 150 |
| Diversos | | | 500 |
| Total | | | $ 1.769 |

## 5.1 Conclusões do capítulo

- A elaboração do guia educativo e a realização de palestras têm por objetivo apresentar os riscos e os efeitos nocivos da exposição ao fumo de biomassa para a saúde respiratória. Isto permite que os indivíduos reconheçam os sintomas e tomem medidas preventivas para evitar complicações.

- A proposta constitui uma estratégia valiosa para educar, sensibilizar e promover a saúde respiratória na comunidade. Ao fornecer informações exactas e práticas, esta iniciativa tem o potencial de fazer uma diferença significativa na vida das pessoas, reduzindo os riscos e melhorando a qualidade de vida em relação às doenças respiratórias causadas pelo fumo da biomassa.

# 6. CAPÍTULO IV. VALIDAÇÃO DO PROJECTO/PROPOSTA

A validação e a implementação do projeto envolvem uma revisão exaustiva do guia educativo por peritos em saúde respiratória, que garantem a exatidão e a atualidade das informações apresentadas. Todos os peritos concordaram que o guia educativo corresponde ao problema científico.

Os especialistas referem que o guia educativo é uma proposta com excelente validade para ser aplicada à instituição, ao pessoal e aos pacientes que o conformam e com isso evitam os factores que desencadeiam o perigo do fumo de biomassa.

**Tabela (1). Dados dos peritos**

| | Nome e apelido do Perito | Título Académico | Ocupação trabalho | Validade |
|---|---|---|---|---|
| 1 | Dra. Dora Menéndez Macías | Especialista em Pneumologia | Pneumologista no Hospital Rodriguez Zambrano | Excelente |
| | Dra. Yaritza Quimis Cantos | Especialista em medicina legal, Trabalho e nutrição | Médico especialista, Docente na UNESUM. | Excelente |
| | Dr. Jorge Jonny Zumba Alban | Mestrado em Investigação Científica e Epidemiológica | Medicina geral | Excelente |
| | Lcda. Estrella Marisol Mero Mg. | Magister em Gestão da saúde | Professora de enfermagem na UNESUM. | Excelente |
| 5 | Angélica Alcázar Marcillo Mg. | Mestrado em Enfermagem em Cuidados críticos | Licenciatura em Enfermagem | Excelente |

**Tabela (2). Instrumento de validação da proposta.**

## VALIDAÇÃO DE CONTEÚDO POR AVALIAÇÃO DE PERITOS

### GUIA EDUCATIVO SOBRE DOENÇAS RESPIRATÓRIAS ASSOCIADAS AO FUMO DE BIOMASSA

#### Relatório de peritos

**Respeitado Dr, Dr, Lcda, Lcdo:** Foi selecionado para avaliar o guia educativo sobre doenças respiratórias associadas ao fumo de biomassa que faz parte da investigação intitulada: "Intervenções de enfermagem em pacientes com doenças respiratórias associadas ao fumo de biomassa".

**Especialista:**

**Grau académico:**

**Áreas de experiência profissional: Investigador:**

| Indicadores | Indique o seu grau de concordância com os seguintes itens:<br><br>(1 = discordo totalmente; 2 = discordo um pouco; 3 = concordo um pouco; 4 = concordo totalmente) | 1 | | | |
|---|---|---|---|---|---|
| Suficiência | O conteúdo do guia educativo é suficiente para incentivar a prevenção e a promoção da inalação de fumo de biomassa. | | | | |
| Funcionalidade | O guia responde a todos os factores associados às doenças respiratórias | | | | |
| Objetividade | A orientação é expressa em comportamentos observáveis. | | | | |
| Organização | A ordem e o conteúdo do guia didático são adequados. | | | | |
| Clareza | O vocabulário utilizado no guia é adequado à população-alvo a aplicar. | | | | |
| Consistência | O guia pedagógico tem uma base teórica e científica que o sustenta. | | | | |
| Coerência | Existe coerência entre o guia pedagógico e o problema de investigação. | | | | |
| Importância | O guia educativo fornece informações adequadas aos pacientes com doenças respiratórias. | | | | |
| Aplicabilidade | Considera que o guia pedagógico é aplicável aos doentes e ao pessoal de enfermagem. | | | | |

# CRITÉRIOS DE AVALIAÇÃO DO GUIA PEDAGÓGICO

De acordo com os indicadores que se seguem, avaliar cada um dos elementos propostos de forma adequada.

**Avaliação global do guia pedagógico**

| Validade do conteúdo do guia | Excelente | Bom | Regular | Deficiente |
|---|---|---|---|---|
|  |  |  |  |  |

**OBSERVAÇÕES:**

**Revisto e validado Data:**

**Assinatura do perito**

## 6.1 Análise dos resultados

**Inquérito de conhecimentos realizado após a palestra. Tabela 1: Sabe o que é o fumo de biomassa?**

| | Frequência | Percentagem | Percentagem de validade | Percentagem acumulada |
|---|---|---|---|---|
| **Válido** Sim | 30 | 100,0 | 100,0 | 100,0 |

**Fonte:** Investigador

**Análise e interpretação**

De acordo com os resultados da tabela 1, que se refere ao conhecimento dos utilizadores sobre o fumo de biomassa, 100% dos pacientes inquiridos indicaram que sabem o que é o fumo de biomassa.

**Tabela 2: O pessoal de saúde de enfermagem realizou actividades de promoção e prevenção das doenças respiratórias provocadas pelo fumo da biomassa?**

| Frequência | Percentagem | Percentagem de validade | Percentagem acumulada |
|---|---|---|---|
| Válido  Sim | 30 100,0 | 100,0 | 100,0 |

**Fonte:** Investigador

**Análise e interpretação**

Como mostra a tabela 2 sobre se o pessoal de enfermagem os instruiu sobre o fumo de biomassa, 100% dos utentes afirmaram que foram instruídos pelo pessoal.

**Tabela 3: Qual é a relação entre a sua idade e o envolvimento de doenças respiratórias?**

| Frequência | Percentagem | Percentagem de validade | Percentagem acumulada |
|---|---|---|---|
| Válido  18 30 |  | 10,0 | 10,0 | 10,0 |
| 30 - 50 | 9 | 30,0 | 30,0 | 40,0 |
| 51 - 75 |  | 60,0 | 60,0 | 100,0 |
| Total | 30 | 100,0 | 100,0 |  |

**Fonte:** Investigador

## Análise e interpretação

Através da tabela 3, relativa à idade dos pacientes com doenças respiratórias, determinou-se que 10% dos pacientes tinham entre 18 e 30 anos, enquanto 30% tinham entre 31 e 50 anos e, finalmente, 60% dos utilizadores indicaram que eram mais velhos, com uma idade que variava entre 51 e 75 anos, indicando que os pacientes mais afectados são os de idade mais avançada.

## Quadro 4: Está exposto ao fumo da biomassa?

| Frequência | | Percentagem | Percentagem de validade | Percentagem acumulada |
|---|---|---|---|---|
| Válido | Sim | 29 | 96,7 | 96,7 | 96,7 |
| | Não é | 1 | 3,3 | 3,3 | 100,0 |
| | Total | 30 | 100,0 | 100,0 | |

**Fonte:** Investigador

## Análise e interpretação

A Tabela 4, que corresponde e questiona a exposição dos doentes ao fumo de biomassa, mostra que 96,7% indicaram que estavam expostos e, finalmente, 3,3% indicaram que não sabiam se estavam expostos ao fumo de biomassa.

## Quadro 5: Sente irritação ou algum tipo de desconforto ao inalar o fumo da lenha/carvão?

| Frequência | | Percentagem | Percentagem de validade | Percentagem acumulada |
|---|---|---|---|---|
| Válido | Sim | | 40,0 | 40,0 | 40,0 |
| | Não é | | 60,0 | 60,0 | 100,0 |
| | Total | 30 | 100,0 | 100,0 | |

**Fonte:** Investigador

## Análise e interpretação

Na tabela 5, correspondente à presença de algum desconforto associado ao fumo de biomassa, 40% dos pacientes referiram que sentiram desconforto ou irritação a nível respiratório após alguma interação com o fumo de biomassa, finalmente 60% afirmaram que não sabiam se sofriam de algum destes sintomas e se estavam ou não associados ao fumo de biomassa.

**Quadro 6: O que faz para melhorar a sua saúde?**

| | | Frequência | Percentagem | Percentagem de validade | Percentagem acumulada |
|---|---|---|---|---|---|
| Válido | Alimentação saudável | | 20,0 | 20,0 | 20,0 |
| | Nenhum | | 80,0 | 80,0 | 100,0 |
| | Total | 30 | 100,0 | 100,0 | |

**Fonte:** Investigador

**Análise e interpretação**

Em seguida, na tabela 6, que questiona as acções que os utentes tomam para melhorar o seu estado de saúde atual, 80% dos inquiridos mencionaram que não faziam qualquer atividade para melhorar o seu estado de saúde atual, no entanto, os restantes 20% dos pacientes mostraram que fazem actividades como comer alimentos saudáveis para ter um estilo de vida mais saudável.

**Quadro 7: Alguma vez sentiu dificuldade ou desconforto ao respirar?**

| Frequência | | | Percentagem | Percentagem de validade | Percentagem acumulada |
|---|---|---|---|---|---|
| Válido | Sim | | 46,7 | 46,7 | 46,7 |
| | Por vezes | | 53,3 | 53,3 | 100,0 |
| | Total | 30 | 100,0 | 100,0 | |

**Fonte:** Investigador

**Análise e interpretação**

Na tabela 7, que corresponde à presença de alguma dificuldade ou desconforto respiratório, 53,3% das pessoas indicaram que às vezes tinham algum desconforto respiratório, os restantes 46,7% revelaram que tinham dificuldades respiratórias, o que demonstra a existência de casos com etiologias respiratórias.

**Quadro 8: Com que frequência vai ao médico por causa de doenças ou problemas respiratórios?**

| | | Frequência | Percentagem | Percentagem de validade | Percentagem acumulada |
|---|---|---|---|---|---|
| Válido | Trismistral | | 36,7 | 36,7 | 36,7 |
| | Semestralmente | | 40,0 | 40,0 | 76,7 |
| | Anual | | 23,3 | 23,3 | 100,0 |
| | Total | 30 | 100,0 | 100,0 | |

**Fonte:** Investigador

### Análise e interpretação

Através da tabela 8, foi possível responder à questão de interesse, que salienta a frequência com que os doentes visitam o médico devido à presença de doenças respiratórias. 40% indicaram que o fazem de seis em seis meses, 36,7% indicaram que o fazem de três em três meses e os restantes 23,3% indicaram que o fazem anualmente.

**Quadro 9: Gostaria de saber mais sobre as doenças respiratórias causadas pelo fumo da biomassa?**

| | | Frequência | Percentagem | Percentagem de validade | Percentagem acumulada |
|---|---|---|---|---|---|
| Válido | Sim | 30 | 100,0 | 100,0 | 100,0 |

**Fonte:** Investigador

### Análise e interpretação

Na Tabela 9, relativa à questão de saber se gostariam de obter informações sobre as doenças respiratórias associadas ao fumo da biomassa, 100% dos participantes indicaram que gostariam de saber e adquirir mais conhecimentos sobre o assunto.

**Quadro 10: Durante o último ano, que tipos de doenças respiratórias teve?**

| Frequência | | Percentagem | Percentagem de validade | Percentagem acumulada |
|---|---|---|---|---|
| **Válido** | Asma | | 13,3 | 13,3 | 13,3 |
| | Alergia | | 30,0 | 30,0 | 43,3 |
| | Gripe | | 56,7 | 56,7 | 100,0 |
| | Total | 30 | 100,0 | 100,0 | |

**Fonte:** Investigador

## Análise e interpretação

A Tabela 10 trata do tipo de doenças respiratórias diagnosticadas nos pacientes, 56,7% indicaram sofrer de gripe, 30% afirmaram ter sofrido de alergias e 13,3% sofreram de asma, que afecta frequentemente esta população, coincidindo com os dados do primeiro inquérito.

**Na sua opinião, quais das seguintes causas influenciam o desenvolvimento de doenças respiratórias associadas ao fumo de biomassa?**

| | | Frequência | Percentagem | Percentagem de validade | Percentagem acumulada |
|---|---|---|---|---|---|
| **Válido** | Exposição ao fumo de madeira, carvão ou estrume | | 46,7 | 46,7 | 46,7 |
| | Falta de conhecimento sobre os perigos do fumo | 5 | 16,7 | 16,7 | 63,3 |
| | Baixo estatuto socioeconómico | | 20,0 | 20,0 | 83,3 |
| | Acesso deficiente aos serviços de saúde | 5 | 16,7 | 16,7 | 100,0 |
| | Total | 30 | 100,0 | 100,0 | |

**Fonte:** Investigador

## Análise e interpretação

Na tabela 11 sobre as causas que influenciam o desenvolvimento de doenças respiratórias, 46,7% dos doentes referiram que a exposição ao fumo é um dos principais factores, seguido do baixo nível socioeconómico com 20%, depois a falta de conhecimento sobre os perigos com 16,7% e por fim o fraco acesso aos serviços de saúde com 16,7%, à semelhança do primeiro inquérito.

## 6.2 Discussão dos resultados

A exposição ao fumo de biomassa é um problema significativo em zonas rurais como a freguesia de Noboa, uma vez que é muito comum a utilização de combustíveis como a lenha, restos de culturas, carvão vegetal para cozinhar e para as culturas, e esta exposição prolongada ao fumo de biomassa tem sérias implicações para a saúde respiratória das pessoas que vivem nestas zonas.

De acordo com esta pesquisa e de acordo com os dados obtidos, as intervenções de enfermagem desempenham um papel fundamental na prevenção e uso adequado do fumo de biomassa, a implementação de palestras educativas e a proposta de um guia didático educativo elaborado pela equipa de enfermagem é de vital importância, uma vez que estas podem ser utilizadas para implementar estratégias de prevenção, gestão e reconhecimento de sintomas, bem como ajudar os pacientes a aprender sobre aspráticas que são habitualmente realizadas e que deixam sequelas prejudiciais nas pessoas.

As evidências obtidas com esta investigação tornam claro que as estratégias e intervenções de enfermagem em pacientes com doenças respiratórias são de grande relevância médica, uma vez que as intervenções realizadas durante a duração do projeto resultaram em que os pacientes aprendessem mais e tomassem medidas de precaução quando expostos ao fumo, com o objetivo de reduzir este tipo de doenças ou afecções que sofrem na idade adulta.

A evidência científica sugere que o conhecimento dos doentes sobre as doenças respiratórias é limitado, coincidindo com os resultados obtidos, Jam

(58) deixa claro que os enfermeiros desempenham múltiplos papéis e têm a responsabilidade de manter os doentes em segurança no complexo ambiente dos cuidados de saúde, para além de serem responsáveis pela prestação de intervenções que reforçam os conhecimentos. Outro estudo de Mahesh (59) relacionado com o conhecimento sugere que as pessoas que vivem em zonas rurais estão mais expostas ao aumento das doenças respiratórias associadas ao fumo da biomassa, especialmente na população feminina, uma vez que desconhecem os efeitos adversos do uso do fumo e continuam a queimar constantemente e a cozinhar com um forno.

Estes resultados são consistentes com a investigação de Becqué (60), que sugere que as intervenções de enfermagem destinadas a apoiar os cuidadores familiares nos cuidados de fim de vida no domicílio demonstram a sua capacidade de gerar resultados positivos, os enfermeiros devem combinar vários componentes quando apoiam os cuidadores familiares, com o objetivo de melhorar o seu bem-estar e a sua capacidade de prestar cuidados adequados. Isto é consistente com Vaismoradi.

(61), que indica que as orientações gerais sugerem que o aumento dos conhecimentos dos enfermeiros sobre a segurança dos doentes, o incentivo à colaboração nas tarefas e à partilha de informações e o fornecimento de feedback regular no ambiente de trabalho podem contribuir para melhorar a adesão dos enfermeiros aos princípios de segurança dos doentes.

A implementação de um guia educativo e de acordo com Younas (62) pode facilitar ou dificultar a prática clínica dos enfermeiros e, consequentemente, pôr em risco a segurança dos doentes.

## 6.3 Conclusões do capítulo

O guia educativo, desenvolvido em colaboração com especialistas em saúde respiratória, fornece informações pormenorizadas sobre os sintomas, as causas e as opções de tratamento das doenças respiratórias relacionadas com o fumo da biomassa, salienta também a importância da prevenção e oferece orientações práticas para reduzir a exposição ao fumo da biomassa.

O sucesso da implementação e validação deste projeto dependeu da colaboração entre os profissionais de saúde, os utentes do Centro de Saúde e a comunidade em geral. O trabalho em conjunto com eles assegurou que a informação fosse fornecida de forma eficaz e contribuiu para melhorar a sensibilização e os cuidados de saúde respiratória.

# 7. CONCLUSÕES GERAIS

Foi evidente que existia um nível de conhecimento deficiente entre os utentes sobre as doenças respiratórias associadas ao fumo de biomassa, o que pode dever-se à falta de educação e de sensibilização para os riscos para a saúde associados à exposição a este tipo de fumo. É importante implementar estratégias de educação e divulgação para melhorar o conhecimento dos utentes sobre estas doenças e as suas implicações, uma vez que, uma vez implementado o projeto, o conhecimento desenvolvido pelos doentes foi largamente evidenciado.

As actividades de enfermagem centradas na promoção e prevenção das doenças respiratórias associadas ao fumo de biomassa foram essenciais para a educação, sendo a colaboração multidisciplinar essencial para abordar eficazmente este problema de saúde e melhorar a qualidade de vida das pessoas afectadas.

Os principais determinantes da saúde que influenciam as doenças respiratórias associadas ao fumo da biomassa são a exposição ao fumo da biomassa, os factores socioeconómicos e os factores ambientais, sendo essencial abordar estes determinantes de uma forma abrangente e colaborativa para prevenir e controlar as doenças respiratórias nas comunidades expostas ao fumo da biomassa.

Ao compreenderem os efeitos negativos para a saúde e as medidas de prevenção, as pessoas podem optar por utilizar fogões mais eficientes, melhorar a ventilação das suas casas e reduzir a exposição ao fumo, o que pode diminuir o risco de doenças respiratórias.

# 8. RECOMENDAÇÕES

Os enfermeiros podem organizar palestras, workshops e sessões de informação nas comunidades rurais para informar as pessoas sobre os riscos e as medidas preventivas.

Os enfermeiros podem efetuar avaliações de saúde regulares nas comunidades rurais para identificar pessoas em risco ou que apresentem sintomas de doenças respiratórias relacionadas com o fumo da biomassa.

Recolher dados demográficos relevantes das zonas rurais onde a biomassa é utilizada como fonte de energia, incluindo informações sobre o estatuto socioeconómico, a educação, o acesso aos serviços de saúde e as condições de habitação.

Efetuar avaliações periódicas para determinar a eficácia do guia educativo, recolher reacções dos utilizadores e medir as mudanças nos conhecimentos e nas práticas.

# BIBLIOGRAFIA

1.      Myall KJ, Mukherjee B, Castanheira AM, Lam JL, Benedetti G, Mak SM, et al. Doença pulmonar intersticial persistente pós-COVID-19: Um estudo observacional do tratamento com corticosteróides. Ann Am Thorac Soc.2021 May 1 [cited 2023 Apr 26];18(5):799-806. Disponível em: www.atsjournals.org.

2.      Soto D. Poluição intramuros por fumos de biomassa. Universidade e Sociedade. 2022 Feb 22;14(1):396-402.

3.      Fandiño-Del-Rio M, Kephart JL, Williams KN, Moulton LH, Steenland NK, Checkley W, et al. Exposição à poluição do ar doméstico e associações com caraterísticas domésticas entre usuários de fogões de biomassa em Puno, Peru. Environ Res. 2020 Dec 1;191:110028.

4.      OMS. Poluição atmosférica doméstica e saúde [Internet]. 2022 [citado 2023 Abr 26]. Disponível em: https://www.who.int/es/news-room/fact- sheets/detail/household-air-pollution-and-health

5.      OMS. Poluição atmosférica doméstica [Internet]. 2022 [citado 2023 Abr 26]. Disponível em: https://www.who.int/news-room/fact-sheets/detail/household-air-pollution-and-health

6.      Ministério da Saúde Pública. Doenças respiratórias: Pneumonia CIE-10J09- J22. Quito-Equador; 2021.

7.      Callejas De Valero D, Pilay Chávez D, Moreira Vice R, Urdaneta Bracho J, Robles DR, Direção *. Infecções respiratórias agudas em crianças menores de 5 anos de idade no Hospital Geral Dr. Verdi Cevallos Balda. QhaliKay Journal of Health Sciences ISSN 2588-0608 [Internet]. 2022 Jun 28 [citado 2023 Abr 26];6(2):50-6. Disponível em: https://revistas.utm.edu.ec/index.php/QhaliKay/article/view/4601/5239

8.      Li S, Xu J, Jiang Z, Luo Y, Yang Y, Yu J. Correlação entre a poluição do ar interior e a saúde respiratória dos adultos na cidade de Zunyi, no sudoeste da China: situação em duas estações diferentes. BMC Public Health [Internet]. 2019 Jun 10 [cited 2023 May 2];19(1):1-14. Disponível em: https://bmcpublichealth.biomedcentral.com/articles/10.1186/s12889-019-7063-z

9.      Shupler M, Hystad P, Birch A, Miller-Lionberg D, Jeronimo M, Arku RE, et al. Medições da exposição doméstica e pessoal à poluição atmosférica em 120 comunidades de oito países: resultados do estudo PURE-AIR. Lancet Planet Health [Internet]. 2020 Oct 1 [cited 2023 Apr 26];4(10):e451-62. Disponível em: http://www.thelancet.com/article/S2542519620301972/fulltext

10.     Saini J, Dutta M, Marques G. Uma revisão exaustiva dos sistemas de monitorização da qualidade do ar interior para melhorar a saúde pública. Investigação em Ambiente Sustentável [Internet]. 2020 Jan 29 [citado 2023 Abr 26];30(1):1-12. Disponível em: https://sustainenvironres.biomedcentral.com/articles/10.1186/s42834-020-0047-y

11.    Pachauri S, Rao ND, Cameron C. Outlook for modern cooking energy access in Central America. PLoS One [Internet]. 2018 Jun 1 [cited 2023 Apr 26];13(6):e0197974. Disponível em: https://journals.plos.org/plosone/article?id=10.1371/journal.pone.0197974

Arturo A, Vasquez A, Antonio D, Marin A, Mateo A, Asesor TC, et al. Prevalência de alterações espirométricas relacionadas ao uso de biomassa em pessoas com mais de 40 anos no bairro San Pedro del Cebollar 2018, Cuenca - Equador. 2019 [citado 2023 abr26]; Disponível em: http://dspace.uazuay.edu.ec/handle/datos/9432

12.    Schilmann A. Air pollution from domestic use of solid fuels and its relation to Chronic Obstructive Pulmonary Disease in the Latin American and Caribbean region. In México: Dirección de Salud Ambiental, Instituto Nacional de Salud Pública; [cited 2023 Apr 26]. Disponível em:

https://www.paho.org/hq/dmdocuments/2018/2-Dr.-Schilmann-Indoor-Polution- COPD.pdf

13.    Fukada M. Competência em enfermagem: definição, estrutura e desenvolvimento. Yonago Ata Med. 2018 Mar 28;61(1):001-7.

14.    Lupu DE, Aldous A, Anderson E, Schell JO, Groninger H, Sherman MJ, et al. Advance Care Planning Coaching in CKD Clinics: A Pragmatic Randomized Clinical Trial. Am J Kidney Dis [Internet]. 2022 maio 1 [citado 2023 abril 27];79(5):699-708.e1. Disponível em: https://pubmed.ncbi.nlm.nih.gov/34648897/

15.    Meleis A. Theoretical Nursing Development and Progress. 6ª Edição, Wolters Kluwer, Philadelphia. - Referências - Scientific Research Publishing [Internet]. 2018 [cited 2023 Jun 14]. Disponível em: https://www.scirp.org/%28S%28351jmbntvnsjt1aadkposzje%29%29/reference/R eferencesPapers.aspx?ReferenceID=2776113

16.    Walker LO. Presentes de mulheres sábias: Uma reflexão sobre ideias duradouras em enfermagem que transcendem o tempo. Nurs Outlook [Internet]. 2020 May 1 [cited 2023 Apr 27];68(3):355-64. Disponível em: http://www.nursingoutlook.org/article/S0029655419305214/fulltext

17.    Riegel B, Jaarsma T, Strömberg A. A middle-range theory of self-care of chronic illness. Advances in Nursing Science [Internet]. 2018 Jul [cited 2023 Apr 27];35(3):194-204. Disponível em: https://journals.lww.com/advancesinnursingscience/Fulltext/2018/07000/A_Midd le_Range_Theory_of_Self_Care_of_Chronic.3.aspx

18.    Walker LO. Presentes de mulheres sábias: Uma reflexão sobre ideias duradouras em enfermagem que transcendem o tempo. Nurs Outlook [Internet]. 2020 May 1 [cited 2023 Apr 27];68(3):355-64. Disponível em: http://www.nursingoutlook.org/article/S0029655419305214/fulltext

19.    Khademian Z, Kazemi Ara F, Gholamzadeh S. The Effect of Self Care Education Based on Orem's Nursing Theory on Quality of Life and Self-Efficacy in Patients with

Hypertension: A Quasi-Experimental Study. Int J Community Based Nurs Midwifery [Internet]. 2020 Abr 1 [citado 2023 Abr 27];8(2):140. Disponível em: /pmc/articles/PMC7153422/

20. Hartweg DL, Metcalfe SA. Teoria de Enfermagem do Déficit de Autocuidado de Orem: Relevância e Necessidade de Refinamento. https://doi.org/101177/08943184211051369 [Internet]. 2021 Dez 23 [citado 2023 Abr 27];35(1):70-6. Available from: https://journals.sagepub.com/doi/10.1177/08943184211051369

21. Brinkman JE, Sharma S. Physiology, Pulmonary (Fisiologia Pulmonar). StatPearls [Internet]. 2022 Jul 18 [citado 2023     Apr 26];Disponível em: https://www.ncbi.nlm.nih.gov/books/NBK482426/

22. Centro Nacional de Informação Biotecnológica (EUA). Doenças Respiratórias - Genes e Doenças - NCBI Bookshelf [Internet]. 2023 [citado 2023 Abr 26]. Disponível em: https://www.ncbi.nlm.nih.gov/books/NBK22167/

23. James SL, Abate D, Abate KH, Abay SM, Abbafati C, Abbasi N, et al. Incidência global, regional e nacional, prevalência e anos vividos com incapacidade para 354 doenças e lesões em 195 países e territórios, 2018: uma análise sistemática para o Global Burden of Disease Study 2018. Lancet [Internet]. 2018 Nov 10 [citado 2023 Abr 26];392(10159):1789-858. Disponível em: https://pubmed.ncbi.nlm.nih.gov/30496104/

24. Boehm A, Pizzini A, Sonnweber T, Loeffler-Ragg J, Lamina C, Weiss G, et al. Assessing global COPD awareness with Google Trends. Eur Respir J [Internet]. 2019 Jun 1 [cited 2023 Apr 26];53(6). Disponível em: https://pubmed.ncbi.nlm.nih.gov/31097517/

25. Indicadores de saúde. Aspectos conceptuais e operacionais. Indicadores de saúde, aspectos conceptuais e operacionais. 2018;

26. Balmes JR. When the fetus is exposed to smoke, the developing lung is burned. Am J Respir Crit Care Med [Internet]. 2019 Mar 15 [citado 2023 Abr 26];199(6):684-5. Disponível em: /pmc/articles/PMC6423106/

27. Garvey C, Criner GJ. Impacto das comorbilidades no tratamento da doença pulmonar obstrutiva crónica. Am J Med. 2018 Sep 1;131(9):23-9.

28. Montes de Oca M, Zabert G, Moreno D, Laucho-Contreras ME, Lopez Varela MV, Surmont F. Smoke, Biomass Exposure, and COPD Risk in the Primary Care Setting: The PUMA Study. Respir Care [Internet]. 2018 Aug 1 [cited 2023 Apr 26];62(8):1058-66. Disponível em: https://rc.rcjournal.com/content/62/8/1058

29. Capistrano SJ, van Reyk D, Chen H, Oliver BG. Evidence of Biomass Smoke Exposure as a Causative Fator for the Development of COPD [Evidência da Exposição ao Fumo de Biomassa como Fator Causal para o Desenvolvimento de DPOC]. Toxics [Internet]. 2018 Dez 1 [citado 2023 Abr 26];5(4). Disponível em: /pmc/articles/PMC5750564/

30. Taylan O, Kaya D, Bakhsh AA, Demirbas A. Avaliação e gestão do ciclo de vida da bioenergia na produção de energia. Energy Exploration and Exploitation [Internet]. 2018 Jan

1 [citado 2023 Abr 26];36(1):166-81. Available from:
https://journals.sagepub.com/doi/full/10.1177/0144598717725871

31. Kayamba V, Zyambo K, Mulenga C, Mwakamui S, Tembo MJ, Shibemba A, et al. Biomass Smoke Exposure Is Associated With Gastric Cancer and Probably Mediated Via Oxidative Stress and DNA Damage: A Case-Control Study. JCO Glob Oncol [Internet]. 2020 [citado 2023 Abr 27];6:532-41. Disponível em:

/pmc/articles/PMC7113078/

32. Scott AF, Reilly CA. Wood and Biomass Smoke: Addressing Human Health Risks and Exposures [Fumo de madeira e de biomassa: abordagem dos riscos para a saúde humana e das exposições]. Chem Res Toxicol [Internet]. 2019 Feb 18 [citado 2023 Apr 27];32(2):219-21. Disponível em: https://pubs.acs.org/doi/full/10.1021/acs.chemrestox.8b00318

33. Jetmalani K, Thamrin C, Farah CS, Bertolin A, Chapman DG, Berend N, et al. Disfunção das vias aéreas periféricas e relação com os sintomas em fumadores com

espirometria preservada. Respirologia [Internet]. 2018 May 1 [cited 2023 Apr 27];23(5):512-8. Disponível em: https://onlinelibrary.wiley.com/doi/full/10.1111/resp.13215

34. Halpin DMG, Vogelmeier CF, Agusti A. Lung Health for All: Chronic Obstructive Lung Disease and World Lung Day 2022 (Saúde pulmonar para todos: doença pulmonar obstrutiva crónica e Dia Mundial do Pulmão 2022). Am J Respir Crit Care Med [Internet]. 2022 Sep 15 [citado 2023 Apr 26];206(6):669-71. Disponível em: https://www.

35. Thakur M, Nuyts PAW, Boudewijns EA, Kim JF, Faber T, Babu GR, et al. Impact of improved cookstoves on women's and child health in low and middle income countries: a systematic review and meta-analysis. Thorax [Internet]. 2018 Nov 1 [citado 2023 Abr 27];73(11):1026-40. Disponível em: https://thorax.bmj.com/content/73/11/1026

36. Aviso de lançamento - Estatísticas canadianas sobre o cancro: um relatório especial de 2020 sobre o cancro do pulmão. Promoção da saúde Crónica Dis Prev Can [Internet]. 2020 Set 1 [citado 2023 Abr 27];40(10):325. Disponível em: /pmc/articles/PMC7608932/

37. Shah A, Kunal S, Gothi R. Bronchial anthracofibrosis: The spectrum of radiological appearances. Indian J Radiol Imaging [Internet]. 2018 Jul 1 [cited 2023 Apr 27];28(3):333-41.

38. Disponível em: https://pubmed.ncbi.nlm.nih.gov/30319212/

39. Sana A, Somda SMA, Meda N, Bouland C. Chronic obstructive pulmonary disease associated with biomass fuel use in women: a systematic review and meta-analysis. BMJ Open Respir Res [Internet]. 2018 Jan 1 [cited 2023 Apr 27];5(1):e000246. Disponível em: https://bmjopenrespres.bmj.com/content/5/1/e000246

40. Adane MM, Alene GD, Mereta ST, Wanyonyi KL. Prevalência e factores de risco de infeção respiratória inferior aguda entre crianças que vivem em agregados familiares que utilizam combustível de biomassa: um estudo transversal de base comunitária no Noroeste da Etiópia. BMC Public Health [Internet]. 2020 Mar 19 [citado 2023 Abr 27];20(1):1-13. Disponível em:

https://bmcpublichealth.biomedcentral.com/articles/10.1186/s12889-020-08515- w

41. Nagourney EM, Robertson NM, Rykiel N, Siddharthan T, Alupo P, Encarnacion M, et al. Representações da doença pulmonar obstrutiva crónica (DPOC) para informar as estratégias de educação para a saúde e a aprendizagem da conceção da investigação nas zonas rurais do Uganda. Health Educ Res [Internet]. 2020 Ago 1 [citado 2023 Abr 27];35(4):258. Disponível em: /pmc/articles/PMC7787214/

42. Lee KK, Bing R, Kiang J, Bashir S, Spath N, Stelzle D, et al. Adverse health effects associated with household air pollution: a systematic review, meta-analysis, and burden estimation study. Lancet Glob Health [Internet]. 2020 Nov 1 [citado 2023 Abr 27];8(11):e1427-34. Disponível em: https://pubmed.ncbi.nlm.nih.gov/33069303/

43. Fletcher MJ, Tsiligianni I, Kocks JWH, Cave A, Chunhua C, Sousa JC de, et al. Improving primary care management of asthma: do we know what really works? NPJ Prim Care Respir Med [Internet]. 2020 Dez 1 [citado 2023 Abr 27];30(1). Disponível em: /pmc/articles/PMC7300034/

44. Valdrés López A, Marín Zarza M, Bruna Barranco I, Martínez Giménez L. Plano de cuidados de enfermagem para pacientes com cancro do pulmão em fase terminal. °Revista Sanitaria de Investigación, ISSN-e 2660-7085, Vol 1, N 8, 2020 [Internet]. 2020 [citado 2023 Abr 27];1(8):4. Disponível em: https://dialnet.unirioja.es/servlet/articulo?codigo=7653027&info=resumen&idio ma=SPA

45. Slang R, Finsrud LT, Olsen BF. Nursing interventions in intensive care unit patients with breathing difficulties: A scoping review of the evidence. Nord J Nurs Res [Internet]. 2020 Dez 1 [citado 2023 maio 8];40(4):176-87. Available from: https://journals.sagepub.com/doi/full/10.1177/2057158520948834

46. Sun X, Shen Y, Shen J. A orientação e a enfermagem relacionadas com a respiração podem melhorar a função respiratória e a capacidade de vida de doentes idosos com doença pulmonar obstrutiva crónica. Am J Transl Res [Internet]. 2021 May 30 [citado 2023 Apr 27];13(5):4686. Disponível em: /pmc/articles/PMC8205811/

47. Sun Y, Sun F, Lin C, Wang F. O impacto do esquema de enfermagem exclusivo para a asma no efeito do tratamento de doentes com asma. Am J Transl Res [Internet]. 2021 [citado 2023 Abr 27];13(8):9048. Disponível em: /pmc/articles/PMC8430090/

48. Wu LJ, Jiao WW, Wang HH, Li G, Li P, Wang SJ. Análise da Eficácia das Intervenções de Enfermagem em Pacientes Críticos em Medicina Respiratória. J Healthc Eng. 2022;2022.

49. Leonardsen AC, Gulbrandsen T, Wasenius C, Fossen LT. Perspectivas e estratégias de enfermagem em pacientes com insuficiência respiratória. Nurs Crit Care [Internet]. 2022 Jan 1 [citado 2023 Abr 27];27(1):27-35. Disponível em: https://onlinelibrary.wiley.com/doi/full/10.1111/nicc.12555

50. Zhang J, Xu N, Zheng D. Effect of High-Quality Nursing Care on Patients with Acute Exacerbation of Chronic Obstructive Pulmonary Disease Complicated with Respiratory

Failure: An Observational Cohort Study [Efeito dos Cuidados de Enfermagem de Alta Qualidade em Pacientes com Exacerbação Aguda da Doença Pulmonar Obstrutiva Crónica Complicada com Insuficiência Respiratória: Um Estudo de Coorte Observacional]. Appl Bionics Biomech [Internet]. 2022 [citado 2023 Abr 27];2022. Disponível em:

/pmc/articles/PMC9208997/

51.     Quijandria MCH, Apaza EH, Guado NC, Condori MY. Processo de cuidado de enfermagem aplicado ao adulto maduro com pneumonia e insuficiência respiratória pós COVID-19. Investigación e Innovación: Revista Científica de Enfermería [Internet]. 2022 maio 24 [citado 2023 abr 27];2(1):162-72. Disponível em: https://revistas.unjbg.edu.pe/index.php/iirce/article/view/1394/1681

52.     Rowntree RA, Hosseinzadeh H. Lung Cancer and Self-Management Interventions: A Systematic Review of Randomised Controlled Trials (Cancro do Pulmão e Intervenções de Auto-Gestão: Uma Revisão Sistemática de Ensaios Controlados Aleatórios). Int J Environ Res Public

Saúde [Internet]. 2022 Jan 1 [citado 2023 maio 8];19(1). Disponível em:

/pmc/articles/PMC8744740/

53.     Leng S, Picchi MA, Meek PM, Jiang M, Bayliss SH, Zhai T, et al. Wood smoke exposure affects lung aging, quality of life, and all-cause mortality in New Mexican smokers. Respir Res [Internet]. 2022 Dez 1 [citado 2023 maio 8];23(1):1-

15.     Disponível em: https://respiratory-research.biomedcentral.com/articles/10.1186/s12931-022-02162-y

54.     Garg A, Bagri S, Choudhary P, Singh D, Gupta M, Gaur S. The adverse effects of solid biomass fuel exposure on lung functions in non-smoking female population. J Family Med Prim Care [Internet]. 2022 [citado 2023 maio 8];11(6):2499. Disponível em:

https://journals.lww.com/jfmpc/Fulltext/2022/06000/The_adverse_effects_of_sol id_biomass_fuel_exposure.39.aspx

55.     Xin Z, Tu K, Wu H, Li C, Zhong J, Xin Z, et al. Perioperative Nursing Care for Patients with Lung Cancer Undergoing Total Pneumonectomy. J Cancer Ther [Internet]. 2022 Apr 6 [cited 2023 May 8];13(4):234-41. Disponível em: http://www.scirp.org/journal/PaperInformation.aspx?PaperID=116866

56.     Pathirathna ML, Samarasekara BPP, Mendis C, Dematawewa CMB, Sekijima K, Sadakata M, et al. Is biomass fuel smoke exposure associated with anemia in non-pregnant reproductive-aged women? PLoS One [Internet]. 2022 Aug 1 [cited 2023 May 8];17(8):e0272641. Disponível em: https://journals.plos.org/plosone/article?id=10.1371/journal.pone.0272641

57.     Shilenje ZW, Maloba S, Ongoma V. Uma revisão sobre a poluição atmosférica doméstica e a utilização de biomassa no Quénia. Front Environ Sci. 2022 Nov 8;10:2190.

58.    Jam R, Mesquida J, Hernández Ó, Sandalinas I, Turégano C, Carrillo E, et al. Nursing workload and compliance with non-pharmacological measures to prevent ventilator-associated pneumonia: a multicentre study. Nurs Crit Care [Internet].

2018 Nov 1 [citado 2023 Jun 14];23(6):291-8. Disponível em: https://pubmed.ncbi.nlm.nih.gov/30182383/

59.    Mahesh PA, Lokesh KS, Madhivanan P, Chaya SK, Jayaraj BS, Ganguly K, et al. The Mysuru stUdies of Determinants of Health in Rural Adults (MUDHRA), Índia. Epidemiol Health [Internet]. 2018 [citado 2023 Jun 14];40:e2018027. Disponível em: http://www.e-epih.org/journal/view.php?doi=10.4178/epih.e2018027.

60.    Becqué YN, Rietjens JAC, van Driel AG, van der Heide A, Witkamp E. Intervenções de enfermagem para apoiar os cuidadores familiares nos cuidados de fim de vida em casa: Uma revisão narrativa sistemática. Int J Nurs Stud. 2019 Sep 1;97:28-39.

61.    Vaismoradi M, Tella S, Logan PA, Khakurel J, Vizcaya-Moreno F. Adesão dos enfermeiros aos princípios de segurança do paciente: uma revisão sistemática. Revista Internacional de Investigação Ambiental e Saúde Pública 2020, Vol 17, Página 2028 [Internet]. 2020 Mar 19 [citado 2023 Jun 14];17(6):2028. Disponível em: https://www.mdpi.com/1660-4601/17/6/2028/htm

62.    Younas A, Quennell S. Usefulness of nursing theory-guided practice: an integrative review. Scand J Caring Sci [Internet]. 2019 Sep 1 [cited 2023 Jun 14];33(3):540-55. Disponível em: https://onlinelibrary.wiley.com/doi/full/10.1111/scs.12670

# ANEXOS

**Anexo 1.** Inquérito aplicado aos doentes da freguesia de Noboa.

**Dados**

**Província:**                                    **Cantão:**

**Ano:**                                          **Data:**

**Objetivo:**

**Instruções: Assinalar com um X se for caso disso.**

**1.     Sabe o que é o fumo de biomassa?**

Sim_

Não _

**2.        O pessoal de enfermagem realizou actividades de promoção e prevenção das doenças respiratórias provocadas pelo fumo da biomassa?**

Sim_

Não _

**3.     Qual é a relação entre a sua idade e a ocorrência de doenças respiratórias?**

18 a 30 <u>anos</u>

30 a 50 <u>anos</u>

51 a 75 <u>anos</u>

**4.     Está exposto ao fumo da biomassa?**

Sim_ Não_______________________ Não <u>se</u>____

**5.     Sente irritação ou desconforto ao inalar o fumo da lenha/carvão?**

Sim ________________

Não ________________Não <u>se</u>____

**6.     O que está a fazer para melhorar a sua saúde?**

Atividade <u>física</u>

Alimentação <u>saudável</u>

<u>Nenhum</u>

**7.     Alguma vez teve dificuldade ou desconforto em respirar?**

Sim_ Não _______________

<u>Por vezes</u>

**8. Com que frequência vai ao médico por causa de doenças ou problemas respiratórios?**

Semanal_________________________________________

Trimestral_______________________________________

Semestralmente___________________________________

Anualmente______________________________________

Nunca_________________________________

**9. Gostaria de saber mais sobre as doenças respiratórias causadas pelo fumo da biomassa?**

**Sim_**                                          **Não** ____

**10. Durante o último ano, que tipos de doenças respiratórias te?**

Asma -----

Alergia_________________________________

Gripe_________________________________

**11. Na sua opinião, quais das seguintes causas influenciam o desenvolvimento de doenças respiratórias associadas ao fumo de biomassa?**

Exposição ao fumo de madeira, carvão ou estrume___

Falta de conhecimento sobre os perigos do fumo_______________

Baixo estatuto socioeconómico ________________

Acesso deficiente aos serviços de saúde________________

**Anexo 2.** Modelo de entrevista aplicado ao pessoal do Centro de Saúde de
Noboa.

**TEMA:** Intervenções de enfermagem em pacientes com doenças respiratórias
associadas ao fumo de biomassa.

**1 - Dispõe de um programa de formação diária para os utilizadores?**

**2.- Com que frequência dá palestras educativas aos utilizadores?**

**3.- Considera importante a realização de palestras educativas para os
utilizadores?**

**4.- Considera que as palestras educativas podem ajudar a melhorar os resultados
de saúde dos doentes?**

**5.- Que desafios enfrentou ao dar palestras educativas aos doentes e como os
ultrapassou?**

**6.- Considera que é necessário ou importante educar o doente sobre o tema do
fumo de biomassa?**

**Consentimento informado ou assentimento**

Eu, Lorena María Loor Alvarado, licenciada em Enfermagem e atualmente aluna do Mestrado em Gestão de Cuidados da Faculdade de Ciências da Saúde do Instituto de Pós-Graduação UNESUM, posso ser contactada através do meu número de telemóvel: 0989651683 ou escrever um e-mail para lorenaloor99@gmail.com. Estou a realizar uma investigação intitulada "Intervenções de enfermagem em pacientes com doenças respiratórias associadas ao fumo de biomassa", cujo objetivo é avaliar a eficácia das intervenções de enfermagem através da promoção e prevenção de doenças respiratórias associadas ao fumo de biomassa.

A sua participação é totalmente voluntária, sinta-se à vontade para decidir, no entanto, foi escolhido para participar neste estudo porque preenche os critérios de interesse para o desenvolvimento desta investigação. Assim, para o desenvolvimento desta investigação, a informação deve ser recolhida através do preenchimento de um questionário que inclui os seguintes tópicos: será realizado um inquérito sobre os tópicos relacionados com a investigação.

Pode fazer perguntas se não compreender; se necessário, peça uma cópia deste documento. Quando tiver compreendido a informação e decidido participar voluntariamente, o consentimento será tratado pessoalmente com as respectivas assinaturas do participante.

Os dados fornecidos serão analisados e os resultados do estudo serão apresentados numa reunião, se as condições pandémicas o permitirem, informando-o atempadamente do dia e da hora em que os resultados serão partilhados.

GARANTIAS DA SUA PARTICIPAÇÃO

As informações que fornecer ao preencher os questionários serão mantidas estritamente confidenciais, não lhe sendo pedida qualquer informação pessoal (nome, morada, BI), nem o seu nome será utilizado na investigação.

A participação neste estudo não tem qualquer custo para si, nem receberá qualquer compensação financeira pela sua participação. Uma vez que a sua participação é voluntária, é livre de se retirar deste estudo se assim o desejar, sem qualquer represália ou limitação dos serviços e cuidados que recebe aqui.

Os dados obtidos serão conservados pelo investigador durante um período de 7 anos, tal como estipulado no Art. 10 (a) da regulamentação em vigor no Equador, onde se refere que: Devem ser mantidas instalações que permitam a realização de trabalhos em condições de segurança, proteção e confidencialidade.

confidencialidade, com espaço adequado para o secretariado do Comité e para as reuniões, bem como para o tratamento e arquivo de documentos confidenciais, que serão conservados por um período de sete (7) anos. e serão utilizados apenas para fins académicos, sendo os resultados divulgados em eventos científicos e publicados apenas em revistas científicas.

As informações obtidas através da aplicação dos questionários serão utilizadas apenas para efeitos de validação do programa psicoeducativo e serão tratadas de forma confidencial. O investigador ligado à proposta, cujos dados são indicados abaixo, estará disponível para responder a perguntas antes, durante e após a conclusão da proposta de programa psicoeducativo.

Agradecemos desde já a vossa preciosa colaboração no desenvolvimento deste estudo. Ao assinar o formulário de consentimento, está a aceitar participar voluntariamente nesta proposta de intervenção.

I_______________________________________li as informações fornecidas ou que me foram lidas e compreendi o conteúdo deste documento, todas as minhas dúvidas foram esclarecidas e sei que posso retirar-me a qualquer momento; por conseguinte, recebi informações suficientes e concordo voluntariamente em participar nesta investigação.

Compreendo os riscos e benefícios e, por conseguinte, dou o meu consentimento para participar roestudo de investigação descrito neste formulário. Compreendo que, se não concordar, isso não afectará os cuidados que recebo nesta ou em qualquer outra instituição de saúde.

Assinatura do participante


                                                            DataDia/mês/ano


Expliquei o estudo ao participante acima referido e confirmei a sua compreensão para obter o consentimento informado.


Assinatura do investigador                          Data de registo

## GUÍA EDUCATIVA ENFERMEDADES RESPIRATORIAS ASOCIADAS AL HUMO DE BIOMASA

### Informe de experto

**Respetable Dra.** Usted ha sido seleccionado para evaluar la guía educativa sobre las enfermedades respiratorias asociadas al humo de biomasa que forma parte de la investigación denominada: "Intervenciones de enfermería en pacientes con enfermedades respiratorias asociadas al humo de biomasa"

**Experto:** Dra. Dora Menéndez Macías

**Grado Académico:** Especialista en Neumología

**Áreas de experiencia:** Directora Medica del Hospital Rodriguez Zambrano, Neumóloga del Hospital Rodriguez Zambrano

**Investigador:** Licenciada en Enfermería. Lorena Maria Loor Alvarado

| Indicadores | Indique su grado de acuerdo frente a los siguientes ítems: (1 = muy en desacuerdo; 2 = algo en desacuerdo; 3 = algo de acuerdo; 4 = muy de acuerdo) | 1 | 2 | 3 | 4 |
|---|---|---|---|---|---|
| Suficiencia | El contenido de la guía educativa es suficiente para fomentar la prevención y promoción de la inhalación del humo de biomasa. | | | | X |
| Funcionalidad | La guía responde a todos los factores asociados a las enfermedades respiratorias | | | | X |
| Objetividad | La guia esta expresada en comportamientos observables. | | | | X |
| Organización | El orden y contenido de la guía educativa es adecuado. | | | | X |
| Claridad | El vocabulario empleado en la guía es adecuado para la población diana a aplicar. | | | | X |
| Consistencia | La guía educativa tiene base teórica y científica que la respaldan. | | | | X |

| Coherencia | Existe coherencia entre la guía educativa y el problema de investigación. | X |
| Importancia | La guía educativa contribuye información adecuada a los pacientes con enfermedades respiratorias. | X |
| Aplicabilidad | Considera que la guía educativa es aplicable para los pacientes y el personal de enfermería. | X |

## CRITERIOS DE EVALUACIÓN DE LA GUÍA EDUCATIVA

De acuerdo con los siguientes indicadores evalúe cada uno de los ítems propuestos según corresponda.

**Evaluación general de la guía educativa**

| Validez de contenido de la guía | Excelente | Buena | Regular | Deficiente |
|---|---|---|---|---|
| | X | | | |

**OBSERVACIONES:**

Ninguna

Revisado y validado

Fecha: 11 de julio del 2023

Firma del expérto

Dra. Dora Menéndez Macias

C.I 1309473468

## GUÍA EDUCATIVA ENFERMEDADES RESPIRATORIAS ASOCIADAS AL HUMO DE BIOMASA

### Informe de experto

**Respetable Dra.** Usted ha sido seleccionado para evaluar la guía educativa sobre las enfermedades respiratorias asociadas al humo de biomasa que forma parte de la investigación denominada: "Intervenciones de enfermería en pacientes con enfermedades respiratorias asociadas al humo de biomasa"

**Experto:** Dra. Yaritza Quimis Cantos

**Grado Académico:** Especialista en Medicina Legal, Laboral y Nutrición

**Áreas de experiencia:** Docente en la Universidad Estatal del Sur de Manabí

**Investigador:** Licenciada en Enfermería. Lorena María Loor Alvarado

| Indicadores | Indique su grado de acuerdo frente a los siguientes ítems:<br>(1 = muy en desacuerdo; 2 = algo en desacuerdo; 3 = algo de acuerdo; 4 = muy de acuerdo) | 1 | 2 | 3 | 4 |
|---|---|---|---|---|---|
| Suficiencia | El contenido de la guía educativa es suficiente para fomentar la prevención y promoción de la inhalación del humo de biomasa. | | | | X |
| Funcionalidad | La guía responde a todos los factores asociados a las enfermedades respiratorias | | | | X |
| Objetividad | La guía esta expresada en comportamientos observables. | | | | X |
| Organización | El orden y contenido de la guía educativa es adecuado. | | | | X |
| Claridad | El vocabulario empleado en la guía es adecuado para la población diana a aplicar. | | | | X |
| Consistencia | La guía educativa tiene base teórica y científica que la respaldan. | | | | X |
| Coherencia | Existe coherencia entre la guía educativa y el problema de investigación. | | | | X |

| Importancia | La guía educativa contribuye información adecuada a los pacientes con enfermedades respiratorias. | X |
| Aplicabilidad | Considera que la guía educativa es aplicable para los pacientes y el personal de enfermería. | X |

## CRITERIOS DE EVALUACIÓN DE LA GUÍA EDUCATIVA

De acuerdo con los siguientes indicadores evalúe cada uno de los ítems propuestos según corresponda.

### Evaluación general de la guía educativa

| Validez de contenido de la guía | Excelente | Buena | Regular | Deficiente |
|---|---|---|---|---|
| | X | | | |

**OBSERVACIONES:**

Ninguna

Revisado y validado

Fecha: 27 de Junio del 2023

Firma del experto

Dra. Yaritza Quimis Cantos

**VALIDACIÓN DE CONTENIDO POR JUICIO DE EXPERTOS**

**GUÍA EDUCATIVA ENFERMEDADES RESPIRATORIAS ASOCIADAS AL HUMO DE BIOMASA**

**Informe de experto**

**Respetable Dr.:** Usted ha sido seleccionado para evaluar la guía educativa sobre las enfermedades respiratorias asociadas al humo de biomasa que forma parte de la investigación denominada: "Intervenciones de enfermería en pacientes con enfermedades respiratorias asociadas al humo de biomasa"

**Experto:** Médico Cirujano. Jorge Jonny Zumba Albán

**Grado académico:** Magister en Investigación Científica y Epidemiológica

**Áreas de experiencia profesional:** Hospital Básico Jipijapa, IESS Jipijapa, Docente en la Universidad Estatal del Sur de Manabí

**Investigador:** Licenciada en Enfermería. Lorena María Loor Alvarado

| Indicadores | Indique su grado de acuerdo frente a los siguientes ítems:<br>(1 = muy en desacuerdo; 2 = algo en desacuerdo; 3 = algo de acuerdo; 4 = muy de acuerdo) | 1 | 2 | 3 | 4 |
|---|---|---|---|---|---|
| Suficiencia | El contenido de la guía educativa es suficiente para fomentar la prevención y promoción de la inhalación del humo de biomasa. | | | | X |
| Funcionalidad | La guía responde a todos los factores asociados a las enfermedades respiratorias | | | | X |
| Objetividad | La guía esta expresada en comportamientos observables. | | | X | |
| Organización | El orden y contenido de la guía educativa es adecuado. | | | | X |
| Claridad | El vocabulario empleado en la guía es adecuado para la población diana a aplicar. | | | | X |
| Consistencia | La guía educativa tiene base teórica y científica que la respaldan. | | | | X |

57

| Coherencia | Existe coherencia entre la guía educativa y el problema de investigación. | X |
| Importancia | La guía educativa contribuye información adecuada a los pacientes con enfermedades respiratorias. | X |
| Aplicabilidad | Considera que la guía educativa es aplicable para los pacientes y el personal de enfermería. | X |

## CRITERIOS DE EVALUACIÓN DE LA GUÍA EDUCATIVA

De acuerdo con los siguientes indicadores evalúe cada uno de los ítems propuestos según corresponda.

### Evaluación general de la guía educativa

| Validez de contenido de la guía | Excelente | Buena | Regular | Deficiente |
|---|---|---|---|---|
| | X | | | |

**OBSERVACIONES:**

Ninguna

**Revisado y validado**

**Fecha: 17 de junio del 2023**

**Firma del experto**

CI: 1703276057

## GUÍA EDUCATIVA ENFERMEDADES RESPIRATORIAS ASOCIADAS AL HUMO DE BIOMASA

### Informe de experto

**Respetable Mg. Lcda.:** Usted ha sido seleccionado para evaluar la guía educativa sobre las enfermedades respiratorias asociadas al humo de biomasa que forma parte de la investigación denominada: "Intervenciones de enfermería en pacientes con enfermedades respiratorias asociadas al humo de biomasa"

**Experto:** Lcda. Estrella Marisol Mero

**Grado académico:** Magister en Gerencia en Salud

**Áreas de experiencia profesional:** Docente

**Investigador:** Lcda. Lorena María Loor Alvarado

| Indicadores | Indique su grado de acuerdo frente a los siguientes ítems: (1 = muy en desacuerdo; 2 = algo en desacuerdo; 3 = algo de acuerdo; 4 = muy de acuerdo) | 1 | 2 | 3 | 4 |
|---|---|---|---|---|---|
| Suficiencia | El contenido de la guía educativa es suficiente para fomentar la prevención y promoción de la inhalación del humo de biomasa. | | | | X |
| Funcionalidad | La guía responde a todos los factores asociados a las enfermedades respiratorias | | | | X |
| Objetividad | La guía esta expresada en comportamientos observables. | | | | X |
| Organización | El orden y contenido de la guía educativa es adecuado. | | | X | |
| Claridad | El vocabulario empleado en la guía es adecuado para la población diana a aplicar. | | | | X |
| Consistencia | La guía educativa tiene base teórica y científica que la respaldan. | | | | X |
| Coherencia | Existe coherencia entre la guía educativa y el problema de investigación. | | | | X |

con enfermedades respiratorias.

| | | |
|---|---|---|
| **Aplicabilidad** | Considera que la guía educativa es aplicable para los pacientes y el personal de enfermería. | X |

## CRITERIOS DE EVALUACIÓN DE LA GUÍA EDUCATIVA

De acuerdo con los siguientes indicadores evalúe cada uno de los ítems propuestos según corresponda.

### Evaluación general de la guía educativa

| Validez de contenido de la guía | Excelente | Buena | Regular | Deficiente |
|---|---|---|---|---|
| | X | | | |

**OBSERVACIONES:**

Ninguna

**Revisado y validado**

**Fecha: 17 de junio del 2023**

**Firma del experto**

## GUÍA EDUCATIVA ENFERMEDADES RESPIRATORIAS ASOCIADAS AL HUMO DE BIOMASA

### Informe de experto

**Respetable Mg. Lcda.:** Usted ha sido seleccionado para evaluar la guía educativa sobre las enfermedades respiratorias asociadas al humo de biomasa que forma parte de la investigación denominada: "Intervenciones de enfermería en pacientes con enfermedades respiratorias asociadas al humo de biomasa"

**Experto:** Mg. Angélica Adriana Alcázar Marcillo

**Grado académico:** Magister en Mención en Enfermería En Cuidados Intensivos

**Investigador:** Lcda. Lorena María Loor Alvarado

| Indicadores | Indique su grado de acuerdo frente a los siguientes ítems:<br>(1 = muy en desacuerdo; 2 = algo en desacuerdo; 3 = algo de acuerdo; 4 = muy de acuerdo) | 1 | 2 | 3 | 4 |
|---|---|---|---|---|---|
| Suficiencia | El contenido de la guía educativa es suficiente para fomentar la prevención y promoción de la inhalación del humo de biomasa. | | | | X |
| Funcionalidad | La guía responde a todos los factores asociados a las enfermedades respiratorias | | | | X |
| Objetividad | La guía esta expresada en comportamientos observables. | | | | X |
| Organización | El orden y contenido de la guía educativa es adecuado. | | | | X |
| Claridad | El vocabulario empleado en la guía es adecuado para la población diana a aplicar. | | | | X |
| Consistencia | La guía educativa tiene base teórica y científica que la respaldan. | | | | X |
| Coherencia | Existe coherencia entre la guía educativa y el problema de investigación. | | | | X |

| Importancia | La guía educativa contribuye información adecuada a los pacientes con enfermedades respiratorias. | X |
| Aplicabilidad | Considera que la guía educativa es aplicable para los pacientes y el personal de enfermería. | X |

## CRITERIOS DE EVALUACIÓN DE LA GUÍA EDUCATIVA

**De acuerdo con los siguientes indicadores evalúe cada uno de los ítems propuestos según corresponda.**

**Evaluación general de la guía educativa**

| Validez de contenido de la guía | Excelente | Buena | Regular | Deficiente |
|---|---|---|---|---|
| | X | | | |

**OBSERVACIONES:**

Ninguna

**Revisado y validado**

**Fecha: 27 de junio del 2023**

Firma del experto

Lcda. Angélica Alcázar Mg.

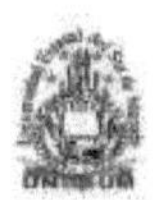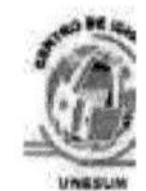



CERTIFICADO No. 591.

Lic.
Mercedes Lucas Chóez
**COORDINADORA DE LA MAESTRIA EN GESTION DEL CUIDADO–
POSTGRADO - UNESUM**
En su despacho.-

De mi consideración:

Por medio de la presente me permito CERTIFICAR que fue corregido el Summary, correspondiente a la Tesis de Grado **"INTERVENCIONES DE ENFERMERÍA EN PACIENTES CON ENFERMEDADES RESPIRATORIAS ASOCIADAS AL HUMO DE BIOMASA,"** Previo a la obtención del titulo de Magister en Gestión del Cuidado al maestrante, **Lorena María Loor Alvarado,** mismo que fue corregido por la Lic. Gloria Pincay Rodríguez, Mg. Eii.

Particular que hago extensivo para los fines consiguientes.

Jipijapa, 27 de Junio del 2023.

Atentamente,

Lic. Paola Yadira Moreira Aguayo, Mg. Eii.
**COORDINADORA DEL CENTRO DE IDIOMAS**

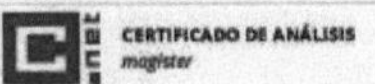



# Proyecto de titulacion - Autora Lcda Lorena Maria Loor Alvarado - Tutora Mg Virginia Pincay Pin (1)

**3%** Similitudes

**< 1%** Texto entre comillas
< 1% similitudes entre comillas

**2%** Idioma no reconocido

**Nombre del documento:** Proyecto de titulacion - Autora Lcda Lorena Maria Loor Alvarado - Tutora Mg Virginia Pincay Pin (1).pdf
**ID del documento:** 4530f64c3e0c41b8fb2453aa7b06057c16378f7c
**Tamaño del documento original:** 2,31 MB

**Depositante:** Pincay Virginia
**Fecha de depósito:** 4/7/2023
**Tipo de carga:** interface
**fecha de fin de análisis:** 4/7/2023

**Número de palabras:** 17.790
**Número de caracteres:** 125.503

Ubicación de las similitudes en el documento:

## Fuentes principales detectadas

| N° | | Descripciones | Similitudes | Ubicaciones | Datos adicionales |
|---|---|---|---|---|---|
| 1 | | repositorio.unesum.edu.ec<br>http://repositorio.unesum.edu.ec/bitstream/53000/4206/1/Tesis Katty Tumbaco.pdf<br>2 fuentes similares | 1% | | Palabras idénticas : 1% (218 palabras) |
| 2 | | dspace.utb.edu.ec | Inhalación del humo de biomasa y su incidencia en las enferme...<br>http://dspace.utb.edu.ec:8080/jspui/bitstream/49000/2381/6/P-UTB-FCS-TERR-000007.pdf.txt<br>1 fuente similar | < 1% | | Palabras idénticas : < 1% (157 palabras) |
| 3 | | dspace.utb.edu.ec<br>http://dspace.utb.edu.ec/bitstream/handle/49000/2381/P-UTB-FCS-TERR-000007.pdf | < 1% | | Palabras idénticas : < 1% (113 palabras) |
| 4 | | www.ncbi.nlm.nih.gov | Household air pollution and COPD: cause and effect or mutu...<br>https://www.ncbi.nlm.nih.gov/pmc/articles/PMC8886958/<br>8 fuentes similares | < 1% | | Palabras idénticas : < 1% (72 palabras) |
| 5 | | dspace.ucacue.edu.ec | Prevalencia y factores asociados en el asma...<br>https://dspace.ucacue.edu.ec/bitstream/ucacue/8596/3/98T2019-MTI174.pdf.txt<br>5 fuentes similares | < 1% | | Palabras idénticas : < 1% (69 palabras) |

## Fuentes con similitudes fortuitas

| N° | | Descripciones | Similitudes | Ubicaciones | Datos adicionales |
|---|---|---|---|---|---|
| 1 | | pubmed.ncbi.nlm.nih.gov | Peripheral airway dysfunction and relationship with sym...<br>https://pubmed.ncbi.nlm.nih.gov/29141272/ | < 1% | | Palabras idénticas : < 1% (10 palabras) |
| 2 | | www.ncbi.nlm.nih.gov | Illness representations of chronic obstructive pulmonary di...<br>https://www.ncbi.nlm.nih.gov/pmc/articles/PMC7787214 | < 1% | | Palabras idénticas : < 1% (10 palabras) |

## Fuentes ignoradas

Estas fuentes han sido retiradas del cálculo del porcentaje de similitud por el propietario del documento.

| N° | | Descripciones | Similitudes | Ubicaciones | Datos adicionales |
|---|---|---|---|---|---|
| 1 | | Proyecto de titulacion - Autora Lcda Lorena Maria Loor Alvarado - Tutora ... #b2f5d3<br>El documento proviene de mi biblioteca de referencias | 84% | | Palabras idénticas : 84% (15.796 palabras) |
| 2 | | Tesis de fabricio rivera - corr.docx | Tesis de fabricio rivera - corr #488fd5<br>El documento proviene de mi grupo | < 1% | | Palabras idénticas : < 1% (152 palabras) |
| 3 | | Tesis de fabricio rivera - corr.docx | Tesis de fabricio rivera - corr #9bdd7<br>El documento proviene de mi grupo | < 1% | | Palabras idénticas : < 1% (152 palabras) |
| 4 | | www.mdpi.com | IJERPH | Free Full-Text | Nurses' Adherence to Patient Safety Princi...<br>https://www.mdpi.com/1660-4601/17/6/2028/htm | < 1% | | Palabras idénticas : < 1% (30 palabras) |

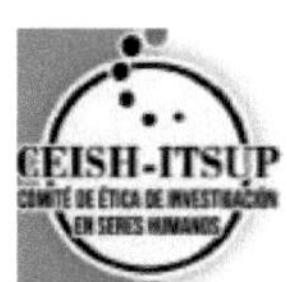

**Para:**
Lorena María Loor Alvarado-Investigador Principal
**CC:**
Virginia  Esmeralda Pincay Pin


**Título del Protocolo:** Intervenciones de enfermería en pacientes con enfermedades respiratorias asociadas al humo de biomasa en la Parroquia Noboa Abril - Junio 2023.
**Protocolo #:** 1675717227
**Versión:** 1
**Fecha de recepción:** 06/02/2023
**Código CEISH ITSUP:** CEISH-ITSUP.010 – 2023


Por medio de la presente se certifica que el estudio de investigación **"Intervenciones de enfermería en pacientes con enfermedades respiratorias asociadas al humo de biomasa en la Parroquia Noboa Abril - Junio 2023."** fue avalado por el Comité de Ética de Investigación en Seres Humanos (CEISH) del ITSUP, el mismo que una vez cumplido satisfactoriamente la fase investigativa se da por finalizada la investigación.

Certifico que la información contenida en este documento es veraz y que esta investigación se ejecutó de conformidad con el proyecto de investigación aprobado por el CEISH ITSUP.


Cualquier pregunta, correspondencia y formas, envíelas al correo electrónico del CEISH ITSUP: comité.etica@itsup.edu.ec


Cordialmente,

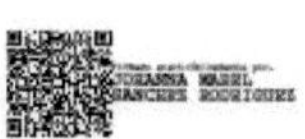

Dra. Mabel Sánchez Rodríguez
Presidente del Comité de Ética de Investigación en Seres Humanos (CEISH)

(03/07/2023)
Fecha de Correspondencia

 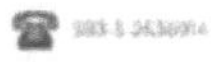  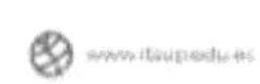 

# UNIVERSIDADE ESTADUAL DO SUL DE MANABÍ

*Criada em 7 de fevereiro de 2001, segundo o Registo Oficial n.º 261 ORGANISMO COLEGIATIVO ACADÉMICO SUPERIOR*

**FORMA DE:**

## AUTORIZAÇÃO DE DIREITOS DE PUBLICAÇÃO NO REPOSITÓRIO DIGITAL I N S T I T U T I O N A L  D O  UNESUM

A abaixo assinada, Lorena Maria Loor Alvarado, na qualidade de autora do seguinte trabalho escrito intitulado **"Intervenções de enfermagem em pacientes com doenças respiratórias associadas ao fumo de biomassa"**, cede à Universidad Estatal del Sur de Manabí, a título gratuito e não exclusivo, os direitos de reprodução e distribuição pública do trabalho, que constitui uma obra da sua autoria.

O autor declara que o conteúdo a publicar é de natureza académica e se enquadra nas disposições definidas pela Universidad Estatal de Sur de Manabí.

Fica autorizada a efetuar as adaptações necessárias para permitir a sua conservação, distribuição e publicação no Repositório Digital Institucional da Universidad E s t a t a l del Sur de Manabí.

O autor, enquanto titular da autoria da obra e em relação à mesma, declara que a universidade está isenta de qualquer tipo de responsabilidade pelo conteúdo da obra e que assume a responsabilidade exclusiva p o r  quaisquer reclamações ou exigências de terceiros.

A  aceitação desta autorização concede à Universidad Estatal del Sur de Manabí o direito exclusivo de arquivar e publicar, para consulta e citação por terceiros, a obra em todo o mundo, em formato eletrónico e digital, através do seu Repositório Digital Institucional, desde que não tenha fins lucrativos.

**Jipijapa, 4** *de agosto de* **2023**

Lorena María Loor Alvarado 1316411899

# Doenças respiratórias associadas ao fumo da biomassa.

## Guia educativo

## 2023

# 1. Visão geral do guia

| Título do guia | Doenças respiratórias associadas ao fumo da biomassa. |
|---|---|
| **Programador profissional** | **Lcda.** Lorena María Loor Alvarado |
| **Classificação Internacional dDoenças (J00-J99)** | **Doença Pulmonar Obstrutiva Crónica (DPOC) (J44.1)** **Bronquite crónica (J41.0) Pneumonia (J67-J70)** |
| **População branca** | Pessoas com mais de 18 anos de idade, residentes na freguesia de Noboa, diagnosticadas com doenças respiratórias provocadas pelo fumo da biomassa. |
| **Intervenções e acções consideradas** | Prevenção, diagnóstico, tratamento, acompanhamento e prognóstico. |
| **Fonte de financiamento** | Próprio |
| **Conflitos de interesses** | O profissional envolvido no desenvolvimento deste guia declarou não haver conflito de interesses em relação a todo o conteúdo deste guia. |

## 2. Introdução

A prestação de cuidados de elevada qualidade é uma prioridade nos sistemas de saúde e é descrita como a prestação de serviços adequados, eficientes e eficazes que geram resultados óptimos para os pacientes. A enfermagem está bem posicionada no sistema de saúde para contribuir para resultados óptimos para os pacientes e as suas famílias (1). Neste contexto, a função dos cuidados de enfermagem desempenha um papel fundamental no tratamento dos doentes que sofrem de doenças respiratórias associadas ao fumo da biomassa. Estas doenças, causadas principalmente pela exposição prolongada à combustão de materiais orgânicos em ambientes fechados, representam um importante problema de saúde em todo o mundo, especialmente nas comunidades rurais e de baixos rendimentos.

O processo de enfermagem era inicialmente uma forma adaptada da técnica de resolução de problemas baseada na teoria utilizada pelos enfermeiros todos os dias para ajudar os doentes a melhorar a sua saúde e para ajudar os clínicos a tratar os doentes, o seu principal objetivo é compreender o estado de saúde e os problemas dos clientes actuais ou potenciais. Consiste numa série de fases que são utilizadas para atingir o objetivo, a melhoria da saúde do doente; Avaliação, Diagnóstico, Planeamento, Implementação e Avaliação (2).

Cerca de 3 mil milhões de pessoas em várias partes do mundo dependem da utilização de carvão e de combustíveis de biomassa para as suas necessidades de aquecimento e de cozinha. A exposição ao fumo da queima de biomassa está associada a múltiplas doenças pulmonares crónicas, como a doença pulmonar obstrutiva crónica (DPOC), a síndrome de sobreposição asma-DPOC, a pneumonite intersticial habitual, o pulmão de cabana e a antracofibrose brônquica (3).

Até agora, foi estabelecida uma clara associação causal entre a exposição crónica ao fumo de combustíveis de biomassa em recintos fechados e a doença pulmonar obstrutiva crónica (DPOC). No entanto, o impacto das exposições agudas ainda não foi investigado em profundidade. No caso de ocorrerem efeitos agudos, existe a possibilidade de um aumento do risco de exacerbação de doenças pulmonares pré-existentes(4).

Embora o fumo do tabaco (FTA) seja o fator de risco ambiental mais comum e esteja claramente associado à DPOC, a exposição ao fumo da biomassa (FB) também foi identificada como um importante fator de risco para o desenvolvimento da doença, especialmente em não fumadores (5).

Na maioria dos países de baixo e médio rendimento, a cozedura e o aquecimento a partir de biomassa são considerados uma fonte importante de poluição doméstica e do ar ambiente, sendo as emissões de biomassa residencial responsáveis por mais de 40% e 50% da contribuição para as emissões de carbono negro (BC)/matérias orgânicas particuladas (POM), respetivamente, no Sul da Ásia, Ásia Oriental, América Latina, Europa e África Oriental (6).

A abordagem das doenças respiratórias causadas pelo fumo da biomassa nas zonas rurais é crucial para melhorar os resultados em termos de saúde, proteger as populações vulneráveis, promover o desenvolvimento sustentável, capacitar as comunidades, garantir equidade e defender políticas de apoio - uma abordagem multifacetada que engloba a saúde pública, a conservação ambiental e a justiça social.

As doenças respiratórias representam um grande desafio para os doentes que vivem em zonas rurais, onde a exposição ao fumo da biomassa é uma realidade diária. Nestas regiões, muitas famílias ainda utilizam combustíveis como a madeira, o carvão vegetal ou a biomassa para cozinhar e aquecer, o que resulta na inalação regular de partículas nocivas, Os enfermeiros desempenham um papel fundamental nos cuidados a estes doentes, proporcionando intervenções personalizadas para minimizar os efeitos adversos do fumo de biomassa na sua saúde respiratória. Este guia irá explorar conceitos básicos e intervenções de enfermagem fundamentais para doentes com doenças respiratórias em zonas rurais devido à exposição ao fumo de biomassa.

## 3.    SWOT

As diretrizes servirão de referência prática para a tomada de decisões clínicas e contribuirão para a qualidade dos cuidados de enfermagem centrados no doente, tendo como objetivo fornecer orientações abrangentes e baseadas em provas para a gestão de doentes com doenças respiratórias causadas pelo fumo da biomassa. Ao seguir estas diretrizes, os enfermeiros poderão prestar cuidados de qualidade, promover a saúde respiratória e melhorar o bem-estar dos doentes afectados.

Apresenta-se de seguida a matriz SWOT, que pretende dar uma visão generalizada e equilibrada da situação, permitindo visualizar as acções a implementar no âmbito das intervenções de enfermagem em doentes com doenças respiratórias derivadas do fumo da biomassa.

**Pontos fortes**
- Interação direta com os pacientes.
- Aconselhamento, apoio e orientação para pessoas em risco ou já afectadas.
- Abordagem colaborativa que permite cuidados abrangentes e coordenados para as pessoas afectadas.

**Oportunidades**
- Maior sensibilização.
- Colaboração com organizações comunitárias.
- Reconhecimento crescente dos riscos para a saúde associados.

**Pontos fracos**
- Recursos limitados .
- Carga de trabalho e condicionalismos do tempo
- Falta de formação especializada em estratégias de promoção e prevenção da saúde respiratória.

**Ameaças**
- Disparidades socioeconómicas, incluindo a pobreza e a falta de acesso.
- As crenças e práticas culturais podem influenciar as atitudes e os comportamentos das pessoas.
- Alterações climáticas e políticas ambientais.

## 4. Benefícios

A implementação do guia educativo oferece uma série de benefícios significativos tanto para os doentes como para os profissionais de enfermagem, tais como o estabelecimento de normas e protocolos claros para o tratamento destes doentes, garantindo cuidados consistentes e de qualidade.

Fornece também orientações sobre a gestão de sintomas respiratórios comuns, como tosse, falta de ar e produção de expetoração, estratégias para prevenir complicações relacionadas com doenças respiratórias causadas pelo fumo da biomassa, informações sobre a doença, a sua gestão, medicação, alterações do estilo de vida e sinais de alerta de complicações, e melhores resultados de saúde para os doentes.

Estes benefícios incluem cuidados consistentes e baseados em provas, melhor gestão dos sintomas respiratórios, prevenção de complicações, educação do doente e da família, coordenação dos cuidados e melhores resultados em termos de saúde, o que é clinicamente útil tanto para os doentes como para os profissionais de enfermagem.

## 5. Objectivos

Os objectivos de um guia de cuidados de enfermagem para doentes com doenças respiratórias causadas pelo fumo de biomassa podem variar de acordo com as necessidades e caraterísticas específicas dos doentes e da comunidade em que os cuidados são prestados. É essencial adaptar os objectivos às necessidades individuais de cada doente e assegurar cuidados personalizados e centrados no doente, e é importante estabelecer objectivos exequíveis e mensuráveis para avaliar os progressos e fazer ajustamentos ao plano de cuidados, conforme necessário, tais como

- Incentivar os doentes a serem activos na gestão da sua doença e promover a autonomia nos cuidados pessoais.

- Promover mudanças no estilo de vida que reduzam a exposição ao fumo da biomassa e promovam uma melhor saúde respiratória.

- Fornecer uma educação abrangente sobre a doença, os factores desencadeantes, os sinais de alerta, a gestão adequada dos sintomas e a importância dos cuidados pessoais.

- Identificar e tratar os factores desencadeantes, como a exposição continuada ao fumo, e fornecer estratégias para a prevenção e gestão das exacerbações.

## 6. Doenças respiratórias associadas ao fumo da biomassa.

A poluição do ar em recintos fechados continua a ser uma causa significativa de impactos negativos na saúde e de mortalidade, especialmente nos países em desenvolvimento. Nestes países, cerca de 50% dos agregados familiares e 90% dos agregados rurais utilizam biocombustíveis para cozinhar, o que constitui a principal fonte de poluição do ar em recintos fechados. Estimativas recentes indicam que entre 1,5 e 2 milhões de pessoas morrem anualmente devido à poluição do ar em recintos fechados e, destas, cerca de 1 milhão são crianças com menos de 5 anos de idade que sofrem de infecções respiratórias agudas (7).

As doenças respiratórias mais comuns causadas pelo fumo da biomassa incluem

### 6.1. Doença Pulmonar Obstrutiva Crónica (DPOC)

A doença pulmonar obstrutiva crónica (DPOC) é uma doença respiratória comum e potencialmente fatal que afecta milhões de pessoas em todo o mundo. Caracteriza-se por uma resposta inflamatória crónica nas vias respiratórias, frequentemente desencadeada pela exposição ao fumo do tabaco(8).

A Sociedade Espanhola de Pneumologia e Cirurgia Torácica (SEPAR) indica que a doença pulmonar obstrutiva crónica (DPOC) é uma doença respiratória crónica causada pela inalação de uma substância tóxica, geralmente o tabaco. Provoca obstrução do fluxo de ar e dificuldade em esvaziar o ar dos pulmões. Estes danos provocam a destruição das paredes dos alvéolos, o espessamento dos brônquios e a produção de mais muco do que o normal nos pulmões, provocando a obstrução das vias respiratórias. A espirometria é um exame simples, indolor e que demora 10 minutos. Ajuda no diagnóstico, tratamento e monitorização da DPOC(9).

Relativamente aos indivíduos não expostos, os expostos ao fumo de biomassa têm um rácio de probabilidade de 2,44 (IC 95%, 1,9-3,33) de desenvolver DPOC, enquanto que entre as mulheres com mais de 30 anos de idade que realizavam tarefas domésticas predominantemente em zonas rurais, o risco relativo de DPOC foi estimado em 3,2 (IC 95%, 2,3-4,8) [41] ou 2,14 (IC 95%, 1,78-2,58) (10).

### 6.1.1 Prevenção

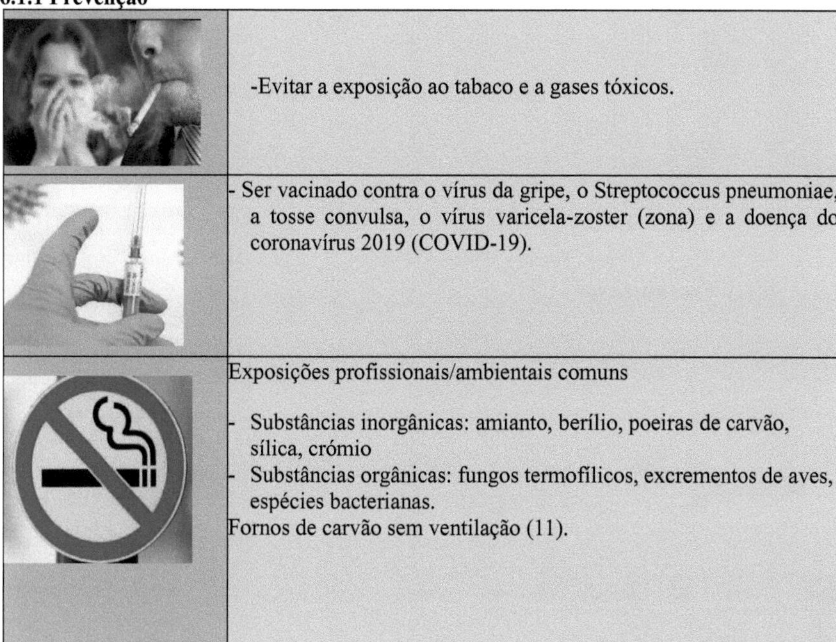

| | |
|---|---|
| | -Evitar a exposição ao tabaco e a gases tóxicos. |
| | - Ser vacinado contra o vírus da gripe, o Streptococcus pneumoniae, a tosse convulsa, o vírus varicela-zoster (zona) e a doença do coronavírus 2019 (COVID-19). |
| | Exposições profissionais/ambientais comuns<br><br>- Substâncias inorgânicas: amianto, berílio, poeiras de carvão, sílica, crómio<br>- Substâncias orgânicas: fungos termofílicos, excrementos de aves, espécies bacterianas.<br>Fornos de carvão sem ventilação (11). |

## 6.1.2 Diagnóstico

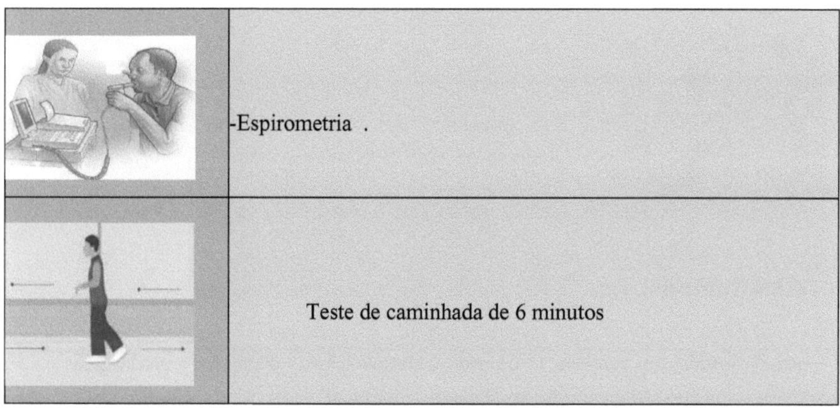

| | |
|---|---|
| | -Espirometria . |
| | Teste de caminhada de 6 minutos |

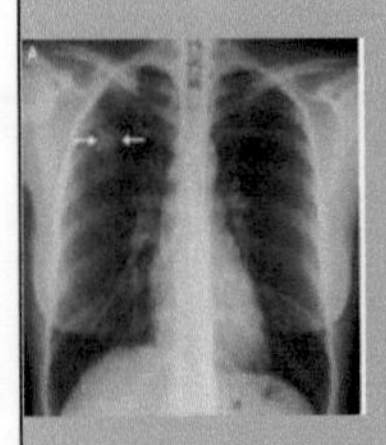

Radiografia e tomografia computorizada (TC) do tórax (12).

## 6.1.3 Tratamento

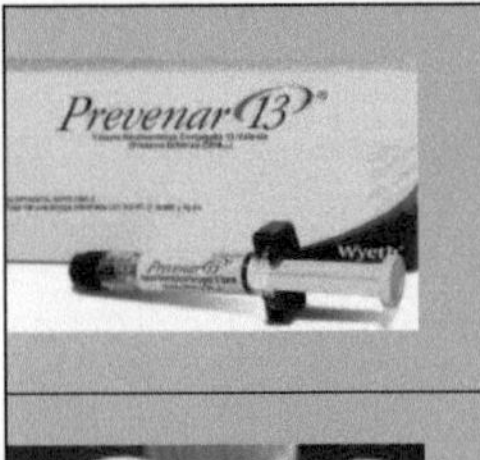

- Receber a vacina pneumocócica conjugada 13-valente (PCV13) e a vacina pneumocócica polissacárida 23-valente (PPSV23).

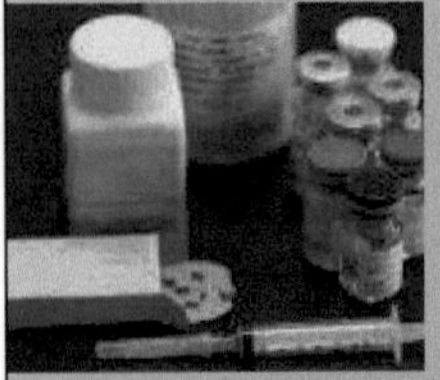

-Corticosteróides inalados em combinação com LABA e LAMA para reduzir a inflamação.

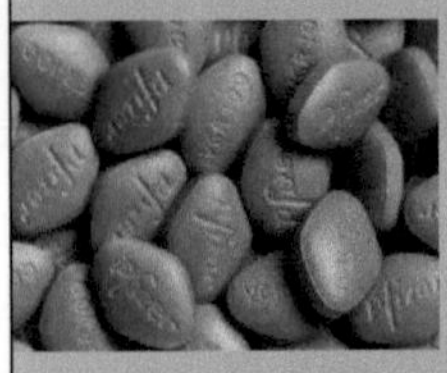

- Os inibidores da fosfodiesterase-4 actuam inibindo a degradação do AMP cíclico intracelular (12).

## 6.1.4 Controlo

-Avaliação regular dos sintomas respiratórios, como a tosse, a dispneia e a produção de expetoração, utilizando escalas de avaliação normalizadas.

-Educação dos doentes sobre a DPOC e a sua gestão.

-Apoiar o paciente no cumprimento do tratamento prescrito.

-Testes de função pulmonar, como a espirometria, para avaliar a capacidade respiratória do doente (12).


## 6.1.5 Viver com a doença

| | |
|---|---|
| ***Manter uma vida ativa*** <br> **Nutrição e dieta** | A subnutrição é comum, especialmente em doentes graves, e pode afetar até 50% dos casos. A desnutrição piora a função pulmonar, a qualidade de vida e a força muscular e, por sua vez, aumenta a probabilidade de uma exacerbação da doença devido a uma resposta imunitária (defesas) deficiente (13). |
| ***Exercício e atividade física*** | Muitos doentes reduzem o seu nível habitual de atividade física para evitar a dispneia e, por exemplo, deixam de andar e passam mais tempo sentados ou deitados: <br> • Melhora a utilização do oxigénio necessário e utilizado pelo seu corpo. <br> • Melhora os músculos e as articulações. |
| | • Melhora o coração, o sistema cardiovascular e a tensão arterial. <br> • Melhora os sintomas da DPOC, nomeadamente a dispneia (13). |
| ***Ter uma boa noite de sono*** | A DPOC, juntamente com outros factores como a obesidade, o tabagismo e o consumo de álcool, pode contribuir para uma perturbação denominada Síndrome de Apneia-Hipopneia do Sono, que deve ser avaliada e tratada adequadamente (13). |
| ***Superar a ansiedade/depressão*** | Quando nos sentimos stressados e ansiosos, respiramos mais depressa, o que nos faz sentir com falta de ar. Quanto maior for a falta de ar, maior será a ansiedade. As pessoas com DPOC que estão deprimidas correm um risco acrescido de surtos e têm maior probabilidade de ir ao hospital. A depressão retira-lhes energia e motivação (13). |

<table>
<tr>
<td>Viagens e lazer</td>
<td>

•     Pense no clima do local que pretende visitar (evite temperaturas extremas: nem muito quente nem muito frio), no terreno em que terá de se deslocar (os locais planos e ao nível do mar são mais acessíveis), nos meios de transporte para o destino.

•     Discuta a viagem com o seu médico, que lhe dirá se está apto a viajar (13).

</td>
</tr>
</table>

## 6.2.   Bronquite crónica

A tosse persistente e a produção de expetoração são habitualmente referidas como uma das doenças mais comuns e mais notificadas em todo o mundo, sendo a bronquite crónica caracterizada por um aumento crónico das secreções brônquicas mucóides (10).

A bronquite crónica está associada à inflamação das vias aéreas centrais (definida como tendo um diâmetro interno superior a 4 mm), à transformação em glândulas produtoras de muco e ao espessamento da parede brônquica associado à deposição de matriz extracelular. Embora a maioria dos fumadores desenvolva bronquite crónica durante a sua vida, a presença de bronquite crónica, por si só, não prevê o desenvolvimento ou a progressão da limitação do fluxo aéreo (14).

Pensa-se que a bronquite crónica é causada pela produção excessiva e hipersecreção de muco pelas células caliciformes, as células epiteliais que revestem as vias respiratórias e que respondem a estímulos tóxicos e infecciosos através da libertação de mediadores inflamatórios como a interleucina-8, o fator estimulador de colónias e outras citocinas pró-inflamatórias, fator estimulador de colónias e outras citocinas pró-inflamatórias, e há também uma diminuição associada na libertação de substâncias reguladoras como a enzima conversora da angiotensina e a endopeptidase neutra (15).

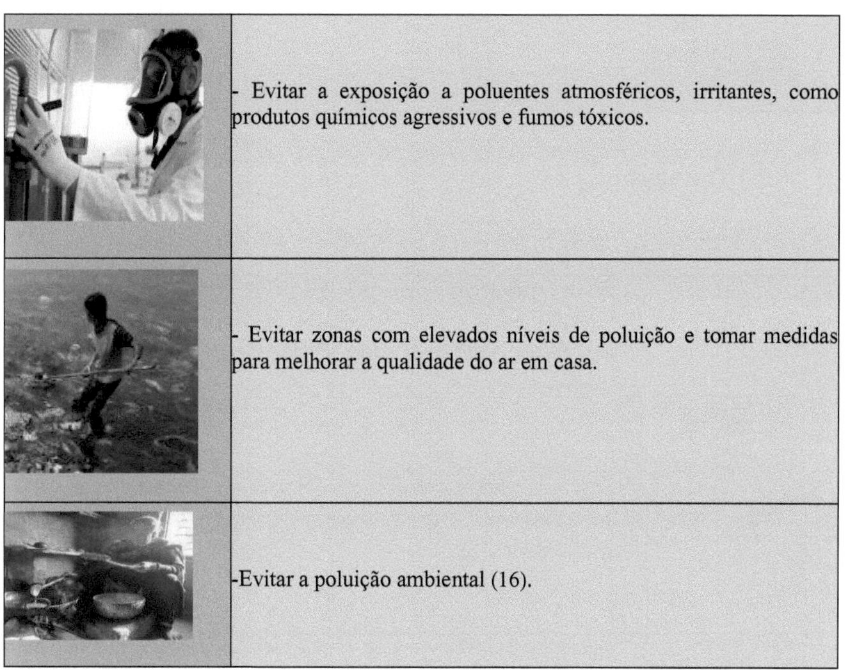

| | |
|---|---|
| | - Evitar a exposição a poluentes atmosféricos, irritantes, como produtos químicos agressivos e fumos tóxicos. |
| | - Evitar zonas com elevados níveis de poluição e tomar medidas para melhorar a qualidade do ar em casa. |
| | -Evitar a poluição ambiental (16). |

## 6.2.2 Diagnóstico

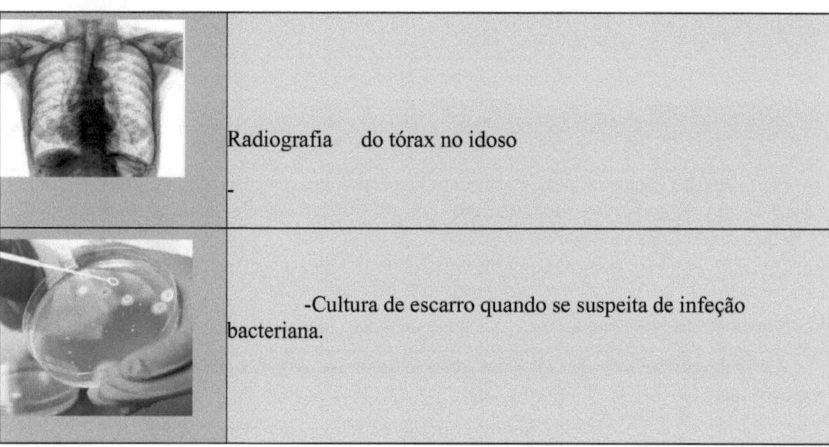

| | |
|---|---|
| | Radiografia    do tórax no idoso<br>- |
| | -Cultura de escarro quando se suspeita de infeção bacteriana. |

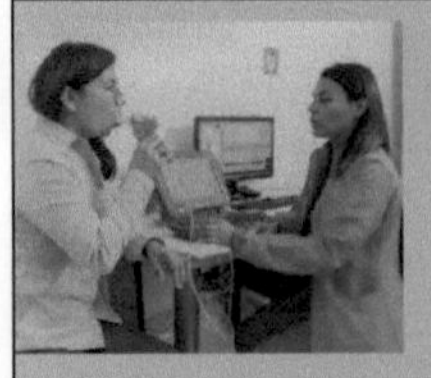

-Saturação de oxigénio e prova de função pulmonar (16).

## 6.2.3 Tratamento

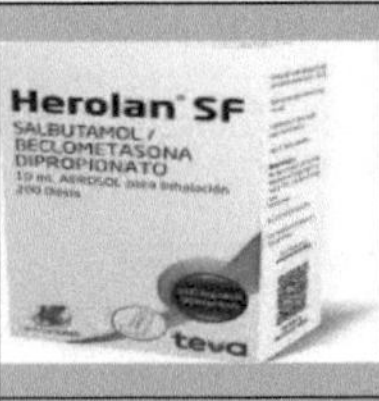

Broncodilatadores: os agonistas dos receptores $\beta$-adrenérgicos de curta e longa duração e os anticolinérgicos ajudam a aumentar o lúmen das vias aéreas, melhorando a função ciliar e aumentando a hidratação da mucosa.

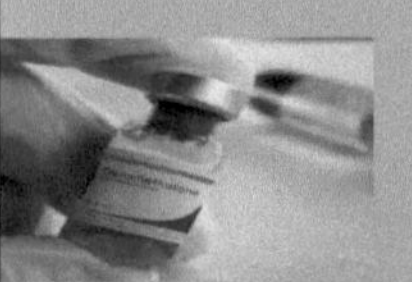

Glucocorticóides: Reduzem a inflamação e a produção de muco. Os corticosteróides inalados reduzem a exacerbação e melhoram a qualidade de vida.

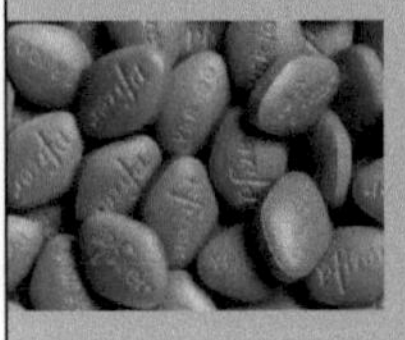

Inibidores da fosfodiesterase-4: diminuem a inflamação e promovem o relaxamento do músculo liso das vias respiratórias, impedindo a hidrólise da adenosina monofosfato cíclica (16).

## 6.2.4 Controlo

- Apoiar a adesão dos doentes ao tratamento prescrito, assegurando que compreendem como e quando devem tomar os medicamentos, como utilizar corretamente os dispositivos de inalação e o que fazer se falharem uma dose.

-Adotar um estilo de vida saudável que reduza os factores de risco e melhor a saúde respiratória.

O acompanhamento de enfermagem em doentes com bronquite crónica é essencial para prestar cuidados abrangentes e melhorar a qualidade de vida do doente.

## 6.3.    Pneumonia

A pneumonia é uma doença que afecta os tecidos do pulmão. Quando uma pessoa contrai pneumonia, os pequenos sacos de ar dos pulmões, chamados alvéolos, enchem-se de microrganismos, fluidos e células inflamatórias, impedindo o bom funcionamento dos pulmões. O diagnóstico de pneumonia baseia-se nos sintomas e sinais de uma infeção aguda do trato respiratório inferior e pode ser confirmado por uma radiografia do tórax que mostre uma nova sombra que não se deva a outra causa, como edema pulmonar ou enfarte (17).

A pneumonia pode causar inflamação do revestimento que cobre os pulmões (pleura pulmonar), o que provoca dores fortes ao tossir ou respirar. O líquido pode também acumular-se entre os pulmões e a parede torácica, dificultando ainda mais a respiração, e outra complicação possível é um abcesso pulmonar, a formação de um abcesso pulmonar pulmonar pulmonar pulmonar         . Estudos epidemiológicos na Ásia, Europa, América do Sul e África mostraram consistentemente ligações entre a exposição ao fumo de biomassa e a doença pulmonar, mesmo depois de se ter em conta o fator de risco mais importante, o tabagismo (18).

## 6.3.1 Prevenção

| | |
|---|---|
| | -Limitar o contacto com o fumo do cigarro ou deixar de fumar. |
| | - Implementar intervenções a nível comunitário, tais como programas de energia limpa e políticas ambientais que promovam a utilização de combustíveis mais limpos. |
| GLP | - Incentivar a utilização de combustíveis mais limpos, como o gás de petróleo liquefeito (GPL), a eletricidade ou fogões de combustão limpa (19). |

## 6.3.2 Diagnóstico

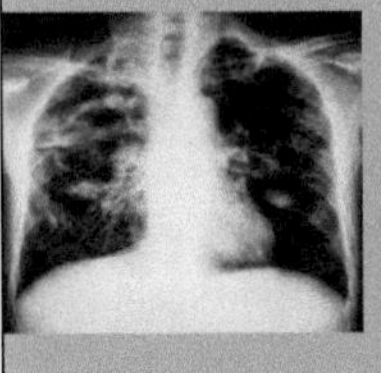

**Avaliação radiológica**
- É necessário um infiltrado radiográfico demonstrável no tórax e é considerado o melhor método (com achados clínicos de apoio) para o diagnóstico de pneumonia.

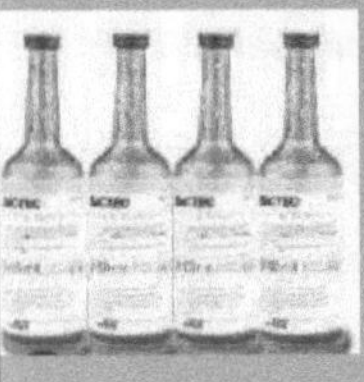

**Avaliação laboratorial**
- Hemocultura, cultura e microscopia da expetoração, hemogramas de rotina e contagem de linfócitos. Para determinados agentes patogénicos, podem ser utilizados testes especiais, como a pesquisa de antigénios na urina, o aspirado brônquico ou a expetoração induzida.

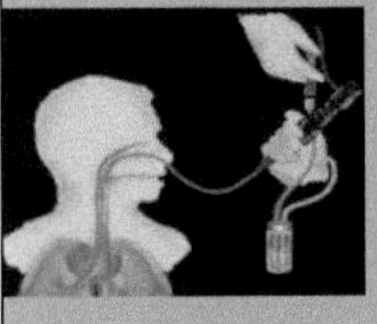

- Técnicas de colheita de amostras invasivas, como o mini-lavado broncoalveolar (BAL) ou o BAL broncoscópico, ou mesmo a escova de amostra protegida (PSB) para identificar os organismos causadores (19).

## 6.3.3 Tratamento

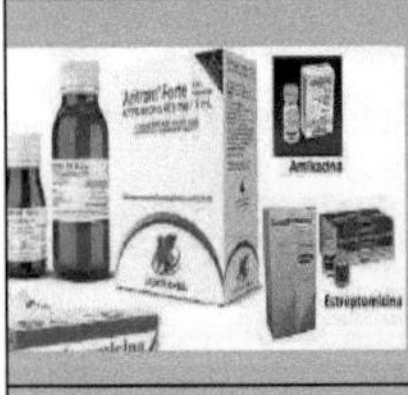

Pontuação de 0 a 1: Tratamento em ambulatório. Estes doentes são tratados empiricamente com fluoroquinolonas ou beta-lactâmicos + macrólidos se tiverem comorbilidades adversas e com macrólidos ou doxiciclina se não tiverem comorbilidades.

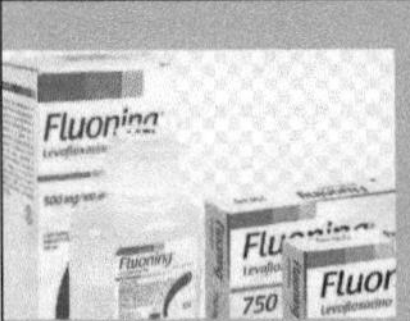

Uma pontuação de 2 a 3 indica admissão e tratamento numa enfermaria de medicina geral. A primeira linha de tratamento é a escolha entre fluoroquinolonas ou macrólidos mais beta-lactâmicos.

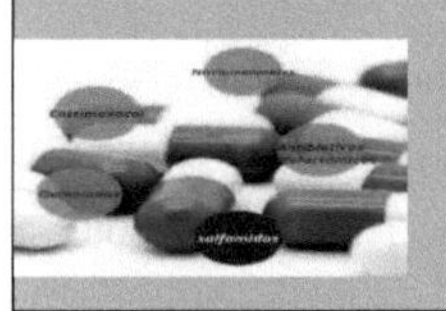

Uma pontuação de 4 ou mais justifica o tratamento numa UCI. O regime empírico, neste caso, é uma escolha entre uma combinação de um beta-lactâmico mais fluoroquinolonas ou beta-lactâmicos mais macrólidos (19).

## 6.3.4 Controlo

-Monitorizar a saturação de oxigénio do doente utilizando um oxímetro de pulso e ajustar a administração de oxigénio conforme necessário.

- Incentivar os doentes a mobilizarem-se e a efectuarem exercícios de respiração profunda e tosse assistida para ajudar a limpar as secreções dos pulmões.

-Observar quaisquer sinais de complicações, como insuficiência respiratória, derrame pleural ou sépsis (19).

## 6.4 Tipos de biomassa utilizados nas zonas rurais.

Os tipos de biomassa mais utilizados nas zonas rurais são a lenha, os resíduos agrícolas e florestais, o estrume e os biocombustíveis líquidos, como o biodiesel.

**Madeira:** A madeira e o carvão vegetal são os tipos de combustível mais populares e amplamente utilizados devido à facilidade e ao baixo custo de produção, especialmente nos países em desenvolvimento. Em contrapartida, na maioria dos países em desenvolvimento onde se concentrou o estudo do "problema da madeira combustível", a biomassa lenhosa é utilizada tanto nas zonas rurais como nas zonas urbanas em fogões de baixo rendimento (20).

De acordo com a Organização Mundial de Saúde (OMS), as doenças provocadas pelo fumo são responsáveis pela morte de 4,3 milhões de pessoas por ano (mais mortes do que as causadas pela malária ou pela tuberculose), o que faz delas um dos perigos ambientais mais letais para a saúde em todo o mundo(21).

As crianças pequenas são particularmente vulneráveis por duas razões: em primeiro lugar, estão normalmente com as suas mães durante o processo de cozedura e, por conseguinte, inalam grandes quantidades de partículas emitidas (21).

Em segundo lugar, em comparação com os adultos, os corpos ainda em crescimento das crianças pequenas são mais susceptíveis às IRA, o que leva a uma elevada taxa de mortalidade neste grupo etário (22).

**Fumo de resíduos agrícolas e florestais:** Tal como o fumo dos incêndios florestais, o fumo das queimadas agrícolas pode ter efeitos nocivos para a saúde pública. Para proteger a saúde pública, as agências de controlo do fumo do Noroeste regulamentam as queimadas agrícolas, decidindo a quantidade de queimadas que podem ocorrer num determinado dia (23).

A queima de resíduos de culturas contribui para a má qualidade do ar e impõe um ónus para a saúde na Índia. Apesar das proibições governamentais e de outras intervenções, esta prática continua a ser generalizada (24).

**Estrume:** A queima deste material em lareiras e fogões resulta em concentrações elevadas de partículas (PM), monóxido de carbono, dióxido de azoto, bem como de espécies orgânicas voláteis e semi-voláteis no ambiente interior. O estrume é frequentemente queimado muitas vezes por dia para aquecimento e para cozinhar e os seres humanos, em pelo menos cinco continentes, recolhem estrume de uma variedade de animais de rebanho (25).

**Biodiesel:** A alternativa mais difundida ao gasóleo mineral é o biodiesel. O biodiesel é um termo genérico utilizado para descrever o combustível que pode ser produzido a partir de uma grande variedade de óleos vegetais ou animais através de um processo conhecido como transesterificação, a nível mundial, a utilização de combustíveis sólidos nas habitações é a principal causa de poluição do ar em recintos fechados, a exposição a subprodutos resultantes da combustão de combustíveis de base biológica, especialmente o fumo da madeira, tem sido associada a várias perturbações respiratórias, bem como a um aumento da mortalidade e da incidência de doenças (26).

### 6.5. Cuidados extramuros ou comunitários prestados principalmente por instalações operacionais de primeiro nível:

O objetivo é a prestação de cuidados de saúde através de medidas destinadas a identificar e controlar os riscos a nível individual, familiar, comunitário e ambiental, implementar estratégias e acções de prevenção, promoção da saúde, educação para a saúde, reforçar a participação dos cidadãos e a coordenação intersectorial para atuar sobre as determinantes da saúde e contribuir para o desenvolvimento integrado a nível local.

É principalmente realizado pelas equipas de cuidados integrados no primeiro nível de cuidados, que o realizam:

a) Actividades de organização comunitária que envolvem os agentes sociais da zona de cobertura para trabalhar sobre os problemas prioritários da população.

b) Identificação atempada dos riscos e/ou danos para os indivíduos, as famílias e a comunidade e implementação de planos de cuidados.

c) Actividades sistemáticas de promoção da saúde a nível individual, familiar e comunitário.

d) Atenção às populações prioritárias e às comunidades remotas.

e) Identificar eventos sentinela para a implementação de medidas epidemiológicas atempadas.

### 6.5.1. Trabalho no domicílio

Cuidados ao domicílio. Assistência médica e/ou de enfermagem a pessoas que, por motivo de doença, deficiência, emergência ou doença terminal, necessitam cuidados e não podem deslocar-se à unidade.

Além disso, a equipa de saúde integrada será obrigada a acompanhar e avaliar estas pessoas.

Identificação atempada de riscos e/ou danos para os indivíduos, as famílias, a comunidade e o ambiente e implementação de planos de cuidados: Visitas domiciliárias para diagnóstico e acompanhamento de famílias em risco através da aplicação do registo familiar e elaboração do plano de intervenção.

Estas acções serão desenvolvidas com visitas domiciliárias programadas, não sendo necessário que todo o pessoal das equipas se desloque para realizar esta atividade.

• Deteção precoce e cuidados abrangentes de problemas de saúde: mentais, biológicos, deficiências e incapacidades físicas, motoras, intelectuais, auditivas, visuais; e sociais em grupos prioritários23 , elaboração, implementação, registo e avaliação de intervenções.

• Identificação, cuidados e apoio de cuidados paliativos para doentes terminais e suas famílias.

• Avaliação dinâmica, organizada e contínua do estado de saúde das pessoas no seu ambiente familiar e/ou social, com o objetivo de influenciar a sua melhoria através do planeamento e do desenvolvimento de acções que contribuam para tal.

• Identificação dos riscos ambientais e dos grupos profissionais em risco, elaboração e aplicação, registo e avaliação de planos de intervenção com intervenção intersectorial (27).

### 6.6. Acções de intervenção

1. Avaliação da função respiratória, incluindo a auscultação pulmonar e a medição dos sinais vitais.

2. Educação sobre os riscos associados à exposição ao fumo da biomassa e a importância de reduzir a exposição.

3. Ensinar técnicas de respiração e exercícios de expansão pulmonar para melhorar a função respiratória.

4. Monitorização da saturação de oxigénio e administração de oxigénio suplementar, se necessário.

5. Administração de medicamentos broncodilatadores e anti-inflamatórios de acordo com a prescrição médica.

6. Incentivo à atividade física e ao exercício regular para fortalecer os músculos respiratórios.

7. Educação sobre a importância de manter um ambiente sem fumo e de evitar a utilização de combustíveis de biomassa.

8.     Promoção de uma ventilação adequada nas habitações e educação sobre métodos para melhorar a ventilação.

9.     Ensinar técnicas de tosse eficazes para ajudar a limpar as secreções pulmonares.

10.    Incentivar a adoção de práticas de cozinha mais seguras, como a utilização de fogões melhorados ou de sistemas de ventilação adequados.

11.    Educação sobre a importância de manter uma boa higiene pessoal para prevenir infecções respiratórias.

12.    Colaboração com as autoridades locais e as organizações comunitárias para promover a utilização de tecnologias mais limpas.

13.    Avaliação e monitorização regulares dos sintomas respiratórios para ajustar o plano de cuidados conforme necessário.

14.    Apoio emocional e educação sobre a gestão do stress, uma vez que o stress pode agravar os sintomas respiratórios.

15.    Incentivar a participação em programas comunitários de educação sobre saúde respiratória e prevenção de doenças.

16.    Avaliação e gestão de complicações respiratórias, tais como exacerbações de doenças crónicas.

17.    Aconselhamento sobre a utilização de purificadores de ar ou filtros nas zonas rurais para reduzir a exposição a partículas nocivas.

18.    Apoio nutricional para manter uma dieta saudável e reforçar o sistema imunitário.

19.    Encaminhamento e coordenação de serviços de saúde especializados, quando necessário, tendo em conta as limitações de recursos nas zonas rurais.

20.    Promover a adesão ao tratamento médico e o acompanhamento a longo prazo para monitorizar a progressão da doença e prevenir complicações.

## 7. Referências

1.      Smolowitz J, Speakman E, Wojnar D, Whelan EM, Ulrich S, Hayes C, et al. Role of the registered nurse in primary health care: meeting health care needs in the 21st century. Nurs Outlook [Internet]. 2015 Mar 1 [cited 2023 Jun 15];63(2):130-6. Disponível em: https://pubmed.ncbi.nlm.nih.gov/25261382/

2.      Ebisa Z, Abebe D, Meseret R, Eshetu E C, Guta kune. Implementação do Processo de Enfermagem e seus fatores associados entre os enfermeiros que trabalham em hospitais públicos da Etiópia Central, 2020; Estudo transversal de base institucional. Jornal de Enfermagem e Prática. 2022 Jul 23;5(3):473-9.

3.      Assad NA, Kapoor V, Sood A. Biomass smoke exposure and chronic lung disease (Exposição ao fumo de biomassa e doença pulmonar crónica). Curr Opin Pulm Med [Internet]. 2016 Mar 1 [cited 2023 May 23];22(2):150-7. Disponível em: https://pubmed.ncbi.nlm.nih.gov/26814722/

4.      Kurmi OP, Gaihre S, Semple S, Ayres JG. Acute exposure to biomass smoke causes oxygen desaturation in adult women (Exposição aguda ao fumo de biomassa causa dessaturação de oxigénio em mulheres adultas). Thorax [Internet]. [cited 2023 May 23];66(8):724-

5.      Disponível em: https://thorax.bmj.com/content/66/8/724

5.      Olloquequi J, Rafael Silva O. O fumo de biomassa como fator de risco para a doença pulmonar obstrutiva crónica: Efeitos na imunidade inata. Innate Immun [Internet]. 2016 Jul 1 [cited 2023 May 23];22(5):373-81. Available from: https://journals.sagepub.com/doi/10.1177/1753425916650272

6.      Adhikari S, Mahapatra PS, Pokheral CP, Puppala SP. Cookstove Smoke Impact on Ambient Air Quality and Probable Consequences for Human Health in Rural Locations of Southern Nepal (Impacto do fumo do fogão na qualidade do ar ambiente e prováveis consequências para a saúde humana em zonas rurais do sul do Nepal). Revista Internacional de Investigação Ambiental e Saúde Pública 2020, Vol 17, Página 550 [Internet]. 2020 Jan 15 [citado 2023 maio 23];17(2):550. Disponível em: https://www.mdpi.com/1660-4601/17/2/550/htm

7.      Alvis-Guzman N, De la Hoz-Restrepo F, Montes-Farah J, Paternina-Caicedo A. Efeito do fumo de biomassa na doença pulmonar obstrutiva crónica em localidades rurais da Colômbia. Revista de Salud Pública [Internet]. [Disponível em: http://www.scielo.org.co/scielo.php?script=sci_arttext&pid=S0124-00642013000400009&lng=en&nrm=iso&tlng=en

8.      Szalontai K, Gémes N, Furák J, Varga T, Neuperger P, Balog J, et al. Chronic Obstructive Pulmonary Disease: Epidemiology, Biomarkers, and Paving the Way to Lung Cancer. J Clin Med [Internet]. 2021 Jul 1 [citado 2023 maio 23];10(13):2889. Disponível em: /pmc/articles/PMC8268950/

9.	Sociedade Espanhola de Pneumologia e Cirurgia Torácica. DPOC [Internet]. 2020 [citado 2023 Jul 30]. Disponível em: https://www.separ.es/node/975

10.	Apte K, Salvi S, Hoek G, Sunyer J. Poluição atmosférica doméstica e seus efeitos na saúde. F1000Research 2016 5:2593 [Internet]. 2016 Oct 28 [cited 2023 May 23];5:2593. Disponível em: https://f1000research.com/articles/5-2593

11.	CE respiratório. Advances In Respiratory Care | Prevention. [cited 2023 Jun 16]; Disponível em: https://www.avancesenrespiratorio.com/prevencion_epoc

12.	Zatloukal J, Brat K, Neumannova K, Volakova E, Hejduk K, Kocova E, et al. Doença pulmonar obstrutiva crónica - diagnóstico e gestão da doença estável; uma abordagem personalizada dos cuidados, utilizando o conceito de caraterísticas tratáveis baseado em fenótipos clínicos. Documento de posição da sociedade pneumológica e fisiológica checa. Biomedical Papers. 2020 Dec 1;164(4):325-56.

13.	SEPAR. "VIVER COM DPOC: UM NOVO GUIA PARA PACIENTES E CUIDADORES DA RESPIRA PUBLISHERS | separ [Internet]. 2016 [cited 2023 Jul 30]. Disponível em: https://www.separ.es/node/557

14.	Hackett TL, Polverino F, Kheradmand F. Chronic Obstructive Pulmonary Disease and Emphysema (Doença Pulmonar Obstrutiva Crónica e Enfisema). Clinical Immunology: Principles and Practice, Sixth Edition. 2023 Jan 1;936-42.

15.	Jetmalani K, Thamrin C, Farah CS, Bertolin A, Chapman DG, Berend N, et al. Disfunção das vias aéreas periféricas e relação com sintomas em fumadores com espirometria preservada. Respirologia [Internet]. 2018 May 1 [cited 2023 May 26];23(5):512-8. Disponível em: https://onlinelibrary.wiley.com/doi/full/10.1111/resp.13215

16.	Widysanto A, Mathew G. Bronquite Crónica. Cuidados Médicos Adjuvantes [Internet]. 2022 Nov 28 [citado 2023 Jun 16];39-41. Disponível em: https://www.ncbi.nlm.nih.gov/books/NBK482437/

17.	(NICE) NI para H e CE. Pneumonia em adultos: diagnóstico e tratamento. 2022 Jul 7 [citado 2023 maio 26]; Disponível em: https://www.ncbi.nlm.nih.gov/books/NBK552669/

18.	KC R, Shukla SD, Gautam SS, Hansbro PM, O'Toole RF. The role of environmental exposure to non-cigarette smoke in lung disease. Clin Transl Med [Internet]. 2018 Dec [cited 2023 May 26];7(1):39. Disponível em: /pmc/articles/PMC6279673/

19.	Jain V, Vashisht R, Yilmaz G, Bhardwaj A. Pneumonia Pathology. StatPearls [Internet]. 2022 Aug 1 [citado 2023 Jun 16]; Disponível em: https://www.ncbi.nlm.nih.gov/books/NBK526116/

20.	Reyes R, Nelson H, Zerriffi H. Lenha: Causa ou consequência? Fatores subjacentes à produção de lenha no sul do Chile. Energia para o Desenvolvimento Sustentável. 2018 Feb 1;42:97-108.

21.	Diekman ST, Pope D, Falk H, Ballesteros MF, Dherani M, Johnson NG, et al. WHO Indoor Air Quality Guidelines: Household Fuel Combustion. [cited 2023 May 27]; Disponível em: http://www.who.int/indoorair/guidelines/hhfc

22.     Barnes BR. Mudança de comportamento, poluição do ar interior e saúde respiratória infantil nos países em desenvolvimento: uma revisão. Revista Internacional de Investigação Ambiental e Saúde Pública 2014, Vol 11, Páginas 4607-4618 [Internet]. 2014 Apr 25 [cited 2023 May 27];11(5):4607-18. Disponível em: https://www.mdpi.com/1660-4601/11/5/4607/htm

23.     Elleman R. Washington State University. 2015 [citado em 28 de maio de 2023]. Fumo agrícola

| Laboratório de Ciências do Fogo de Missoula. Disponível em: https://www.firelab.org/project/agricultural-smoke

24.     Lan R, Eastham SD, Liu T, Norford LK, Barrett SRH. Impactos na qualidade do ar da queima de resíduos de culturas na Índia e alternativas de mitigação. Nature Communications 2022 13:1 [Internet]. 2022 Nov 14 [citado 2023 May 28];13(1):1-13. Disponível em: https://www.nature.com/articles/s41467-022-34093-z

25.     Spengler RN. A queima de estrume no registo arqueobotânico da Ásia Ocidental: onde estamos agora? Veg Hist Archaeobot [Internet]. 2019 May 15 [cited 2023 May 28];28(3):215-27. Available from: https://link.springer.com/article/10.1007/s00334-018-0669-8

26.     Larcombe AN, Kicic A, Mullins BJ, Knothe G. Biodiesel exhaust: The need for a systematic approach to health effects research. Respirology [Internet]. 2015 Oct 1 [cited 2023 May 28];20(7):1034-45. Disponível em: https://onlinelibrary.wiley.com/doi/full/10.1111/resp.12587

27.     MSP ECUADOR. Manual del Modelo de Atención Integral de Salud - MAIS [Internet]. Ecuador; 2018     [          cited2023Jun12].          210p.  Disponível em      de: https://www.hgdc.gob.ec/images/DocumentosInstitucionales/Manual_MAIS-MSP12.12.12.pdf

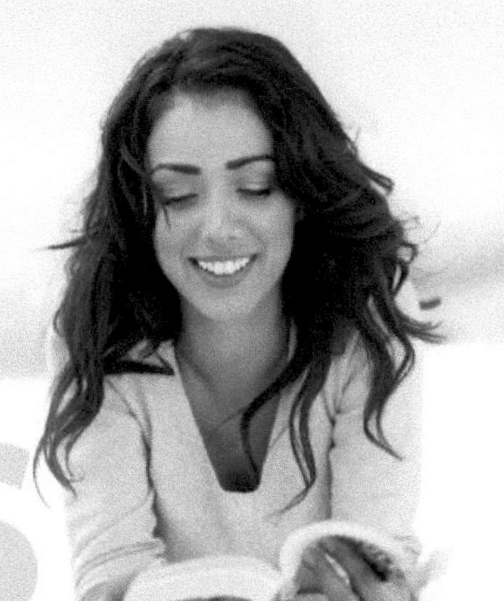

# yes
# I want morebooks!

Buy your books fast and straightforward online - at one of world's fastest growing online book stores! Environmentally sound due to Print-on-Demand technologies.

Buy your books online at
**www.morebooks.shop**

Compre os seus livros mais rápido e diretamente na internet, em uma das livrarias on-line com o maior crescimento no mundo! Produção que protege o meio ambiente através das tecnologias de impressão sob demanda.

Compre os seus livros on-line em
**www.morebooks.shop**

info@omniscriptum.com
www.omniscriptum.com

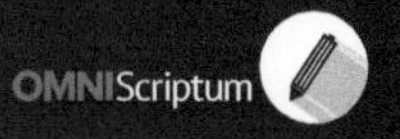